全身血管影像解剖学图谱

主　　编　谷涌泉　张　建

副 主 编　车永哲　郭连瑞　李晓强

编写秘书　刘梦霞

人民卫生出版社

图书在版编目（CIP）数据

全身血管影像解剖学图谱/谷涌泉等主编. —北京：
人民卫生出版社，2012.10
ISBN 978-7-117-16308-8

Ⅰ.①全⋯　Ⅱ.①谷⋯　Ⅲ.①血管造影-人体解
剖学-图谱　Ⅳ.①R816.2-64

中国版本图书馆CIP数据核字（2012）第204696号

门户网：www.pmph.com	出版物查询、网上书店	
卫人网：www.ipmph.com	护士、医师、药师、中医	
	师、卫生资格考试培训	

全身血管影像解剖学图谱

主　　编：谷涌泉　张　建
出版发行：人民卫生出版社（中继线 010-59780011）
地　　址：北京市朝阳区潘家园南里19号
邮　　编：100021
E - mail：pmph@pmph.com
购书热线：010-67605754　010-65264830
　　　　　010-59787586　010-59787592
印　　刷：北京铭成印刷有限公司
经　　销：新华书店
开　　本：787×1092　1/16　印张：11
字　　数：261千字
版　　次：2012年10月第1版　2023年2月第1版第9次印刷
标准书号：ISBN 978-7-117-16308-8/R·16309
定　　价：72.00元

打击盗版举报电话：010-59787491　E-mail：WQ@pmph.com
（凡属印装质量问题请与本社销售中心联系退换）

编 者 （按姓氏汉语拼音排序）

车永哲　南开大学医学院

崔世军　首都医科大学宣武医院,首都医科大学血管外科研究所

谷涌泉　首都医科大学宣武医院,首都医科大学血管外科研究所

郭建明　首都医科大学宣武医院,首都医科大学血管外科研究所

郭连瑞　首都医科大学宣武医院,首都医科大学血管外科研究所

蒋米尔　上海交通大学医学院附属第九人民医院

李慎茂　首都医科大学宣武医院

李晓强　苏州大学附属第二医院

李学锋　首都医科大学宣武医院,首都医科大学血管外科研究所

齐立行　首都医科大学宣武医院,首都医科大学血管外科研究所

乔海滨　山西医科大学汾阳学院基础医学部

孙　鑫　中国医学科学院阜外心血管病医院

佟　铸　首都医科大学宣武医院,首都医科大学血管外科研究所

武　欣　首都医科大学宣武医院,首都医科大学血管外科研究所

徐争鸣　中国医学科学院阜外心血管病医院

杨仁杰　北京大学肿瘤医院

张　建　首都医科大学宣武医院,首都医科大学血管外科研究所

郑　宏　中国医学科学院阜外心血管病医院

祖茂衡　徐州医学院附属医院

前　言

随着人类生活方式的转变,各类血管疾病发病率不断升高,因此血管疾病诊治成为愈来愈重要的临床问题。近年来,由于介入医学的发展,血管外科医师的手术量逐渐下降,而介入治疗却越来越多,这使相关学科有能力从事血管腔内介入治疗的医务人员也加入到这个行列中来。目前从事这个系统疾病防治的医务人员包括心脏内、外科,血管外科和神经内、外科的医师以及放射科医师,这是一个庞大的队伍。尤其,近年来糖尿病足患者的发病率呈现暴发性增长,一些内分泌科医师也开始使用介入治疗技术,使得这个队伍愈加庞大,这是其他学科无法相比的。我们有理由相信未来的医学势必走一条内、外科分工不明确,合作性很强的道路。

因此,熟悉血管的走行、分支、分布和侧支循环对众多医师而言就显得必不可少了。然而血管分布于全身各个部位组织中,较为复杂,而我们在多年从事血管疾病的诊断和治疗过程中,也发现有不少医师并不太清楚血管的走行、分支、分布和侧支循环,因此,加强这方面的知识就显得尤为重要了。

可至今国内尚无一本完整的关于血管系统的影像解剖学的参考书,因此我们邀请国内知名专家共同编写这本参考书,以促进我国心血管医学的发展。

本书将采用正常人体脉管的影像资料 / 绘图及解剖图谱的方法,将人体分为六个大的部分,较详细地显示出全身的血管的走行、分支、分布和侧支循环等形态,希望能够为我国从事血管疾病的诊断和治疗的同行们提供一本比较完整的参考书。

由于本书的撰写比较困难,要求较高,加上我们的水平有限,难免会有一些错误,我们真诚地欢迎专家和各位读者提出宝贵意见,以便再版时加以更正。

主编　谷涌泉　张　建
2012 年 6 月

目 录

第 一 篇

头颈部脉管

第一章

头颈部动脉

第一节　头颈部动脉局部解剖

一、颈总动脉（common carotid artery）

颈总动脉是头颈部的主要动脉干，左侧发自主动脉弓，右侧起自头臂干。颈总动脉经胸锁关节后方，沿食管、气管和喉的外侧，颈内静脉内侧上行，平甲状软骨上缘处分为颈外动脉和颈内动脉。颈总动脉末端和颈内动脉起始部梭形膨大为**颈动脉窦**（carotid sinus），窦壁内有压力感受器，为舌咽神经的窦神经分布。当血压升高时，窦壁扩张，刺激压力感受器，反射性地引起心率减慢、末梢血管扩张、血压下降。颈总动脉分叉处后方，有一米粒大小的棕红色椭圆小体，称为颈动脉小体（carotid glomus），由结缔组织固定于动脉壁上，为化学感受器，可感受血液中二氧化碳分压、氧分压和氢离子浓度变化。当血中氧分压降低或二氧化碳分压升高时，可反射性地引起呼吸加快、加深。

（一）颈外动脉（external carotid artery）

颈外动脉平甲状软骨上缘起自颈总动脉，初居颈内动脉前内侧，后经其前方转至外侧，于二腹肌后腹、茎突舌骨肌和舌下神经深面，穿腮腺实质上升至下颌颈处分为颞浅动脉和上颌动脉两个终支。颈外动脉有 9 个分支：向前发出甲状腺上动脉、舌动脉和面动脉；向后发出胸锁乳突肌动脉、枕动脉和耳后动脉；自内侧壁发出咽升动脉以及 2 个终支。

1. **甲状腺上动脉**（superior thyroid artery）　多起自颈外动脉起始部前壁，少数可起自颈总动脉分叉处或颈总动脉，伴喉上神经外支向前下行，至侧叶上极附近分为前、后两腺支。前腺支沿侧叶前缘下行，分布于侧叶前面，并分支沿甲状腺峡部的上缘与对侧支吻合。后腺支沿侧叶后缘下行，与甲状腺下动脉吻合。该动脉沿途的分支有胸锁乳突肌支、喉上动脉支和环甲肌支。喉上动脉与喉上神经内支伴行，穿甲状舌骨膜分布于喉内。

2. **舌动脉**（lingual artery）　起自颈外动脉起始部前壁，在舌下神经和舌骨大角之间前行，入舌骨舌肌深面，分布于舌、口腔底和腭扁桃体等，发出的分支有舌背支、舌下支和舌深支等。

3. 面动脉(facial artery) 面动脉自颈外动脉起始部前壁发出,向前内行,至咬肌前缘绕下颌骨底到达面部,斜向内上至内眦(内眦动脉)与眼动脉的鼻背动脉吻合。面动脉颈部发出的分支有腭升动脉、扁桃体动脉、腺支和颏下动脉;面动脉面部的分支有下唇动脉、上唇动脉、鼻外侧动脉和内眦动脉。

4. 胸锁乳突肌动脉(sternocleidomastoid artery) 在面动脉起点高度自颈外动脉后壁发出至胸锁乳突肌。

5. 枕动脉(occipital artery) 于二腹肌后腹下缘起自颈外动脉后壁,向后经颈内动脉、颈内静脉、舌下神经、迷走神经和副神经的表面至颞骨的枕动脉沟处,被胸锁乳突肌、头夹肌、头最长肌及二腹肌后腹等覆盖,在胸锁乳突肌与斜方肌附着点之间穿筋膜至皮下,以分支分布于颅顶后部。枕动脉末端与枕大神经伴行。沿途发出的分支有胸锁乳突肌支、乳突支、耳支、肌支、降支、脑膜支和枕支等。

6. 耳后动脉(posterior auricular artery) 于二腹肌后腹上缘起自颈外动脉后壁,在乳突前方上升,经腮腺深面至耳廓软骨与乳突之间分为耳支和枕支,分布至耳廓以上的头皮。发出的分支有茎乳动脉、耳支和枕支。

7. 咽升动脉(ascending pharyngeal artery) 自颈外动脉起始部内侧壁发出,沿咽侧壁上升至颅底,沿途发出的分支有咽支、鼓室下动脉和脑膜后动脉,分布至咽、软腭、鼓室、扁桃体、硬脑膜、颈深部肌肉、交感干、迷走神经及舌下神经等。

8. 颞浅动脉(superficial temporal artery) 为颈外动脉的直接延续,于下颌颈后方向上经颞骨颧突的浅面、面神经的颧支和颞支、腮腺的深面至颞部,有耳颞神经和颞浅静脉伴行,在颧弓上 5cm 处分为额、顶二终支。发出的分支有腮腺支、面横动脉、耳前支、颧眶动脉、颞中动脉、顶支和额支,分布至相应区域。

9. 上颌动脉(maxillary artery) 是颈外动脉的终支之一。在下颌颈处与颞浅动脉呈直角分出,经下颌颈和蝶下颌韧带之间进入颞下窝,经翼上颌裂进入翼腭窝。上颌动脉以翼外肌为标志分 3 段。

第 1 段:位于下颌颈和蝶下颌韧带之间,向内经耳颞神经和翼外肌下方,横过下牙槽神经的前方移行于第 2 段。其分支有耳深动脉、鼓室前动脉、下牙槽动脉、脑膜中动脉和脑膜副支,营养外耳道、鼓室、颞下颌关节、下颌诸牙、牙龈及牙周组织和硬脑膜及颅骨。

脑膜中动脉(middle meningeal artery):行经翼外肌深面,多数穿耳颞神经两根之间垂直上行,经棘孔入颅,沿颞鳞内面前行即分为前、后两支。前支,较大,在顶骨的动脉沟内分数支,其中一支在冠状沟后方约 1.5cm 处上升,经过大致与大脑的中央沟一致。后支,稍细小,沿颞鳞后进,至顶骨和枕骨部的硬脑膜及颅骨的后部。

第 2 段:位于翼外肌深面或浅面,再经翼外肌两头之间移行于第 3 段。发出的分支有咬肌动脉、翼肌支、颞深前动脉、颞深后动脉和颊动脉。

第 3 段:位于翼腭窝内,分数支营养附近结构。分支有上牙槽动脉、眶下动脉、腭降动脉、蝶腭动脉、翼管动脉。

(二)颈内动脉(internal carotid artery)

颈内动脉于甲状软骨上缘自颈总动脉分出,初居颈外动脉后外方,继而转到其后内侧,沿咽侧壁上升至颅底,经颞骨岩部的颈动脉管外口进入颈动脉管,出破裂孔沿鞍背两侧前行,穿海绵窦,于前床突下方弯向上穿硬脑膜,进入蛛网膜下腔。一般根据颈内动脉的行程位置可将其分为颈段、颈动脉管段、海绵窦段及脑段。海绵窦段及其以上的弯曲称为虹吸部。

颈内动脉在颈段和颈动脉段不分支,海绵窦段发一些小分支分布于海绵窦、垂体和硬脑膜。颈内动脉在鞍背上方、视交叉外侧发分支,主要有眼动脉、后交通动脉、脉络膜前动脉、大脑前动脉及大脑中动脉等。

二、椎基底动脉(vertebral basilar artery)

椎基底动脉是脑血液供应的又一个重要来源,左右椎动脉在脑桥下缘汇合成一个基底动脉,基底动脉分支供应大脑后部、小脑和脑干。

(一)椎动脉(vertebral artery)

左右侧椎动脉起自左右锁骨下动脉,上行穿第6至第1颈椎横突孔,经寰椎横突孔上面弯向内,绕过寰椎后方。穿寰枕后膜及硬脊膜经枕骨大孔入颅,在蛛网膜下腔内沿延髓侧面斜向内上,在延髓脑桥沟平面,左右侧椎动脉汇合成基底动脉。根据椎动脉的位置和行程可分4段。自起始处至入颈椎横突孔以前为第1段(椎前部);穿经横突孔的部分为第2段(横突部);位于枕下三角的部分为第3段(寰枕部);椎动脉进入颅腔的部分为第4段(颅内部)。椎动脉分支有肌支、脊支、脑膜支、脊髓后动脉、脊髓前动脉、延髓动脉和小脑下后动脉,营养脊髓、延髓、小脑下部等。

(二)基底动脉(basilar artery)

由左右侧椎动脉汇合后,经脑桥的基底沟上行至脑桥上缘,分为左右大脑后动脉,沿途分支有小脑下前动脉、迷路动脉、小脑下中动脉、脑桥动脉、小脑上动脉等,供应大脑后部、脑桥、小脑上部等。

三、大脑动脉环(Willis circle)

大脑动脉环由成对的大脑前动脉交通前段、颈内动脉(或大脑中动脉)、后交通动脉及大脑后交通动脉前段与不成对的前交通动脉共同组成。位于颅底蝶鞍上方的脚间池内,围绕视交叉、灰结节、乳头体和脚间窝四周。

(车永哲)

第二节　头颈部动脉影像解剖

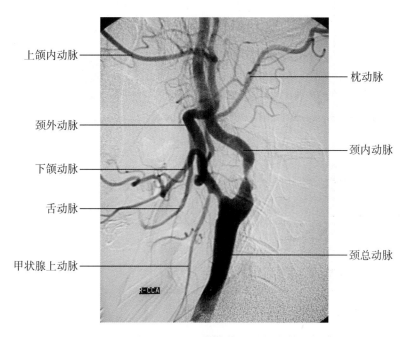

上颌内动脉	枕动脉
颈外动脉	颈内动脉
下颌动脉	
舌动脉	
甲状腺上动脉	颈总动脉

图 1-1-2-1　颈总动脉及分支

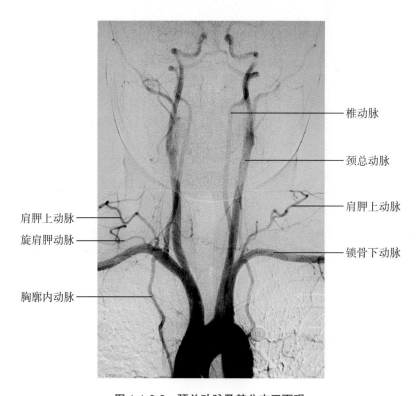

	椎动脉
	颈总动脉
肩胛上动脉	肩胛上动脉
旋肩胛动脉	锁骨下动脉
胸廓内动脉	

图 1-1-2-2　颈总动脉及其分支正面观

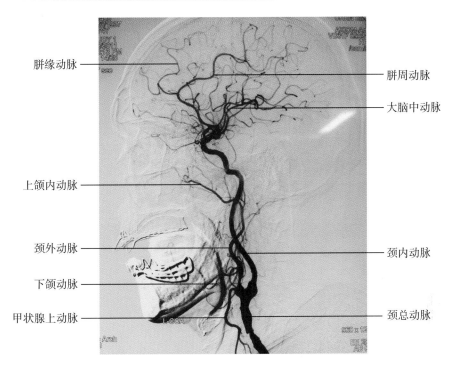

胼缘动脉

胼周动脉

大脑中动脉

上颌内动脉

颈外动脉

颈内动脉

下颌动脉

甲状腺上动脉

颈总动脉

图 1-1-2-3 颈总动脉及其分支侧面观

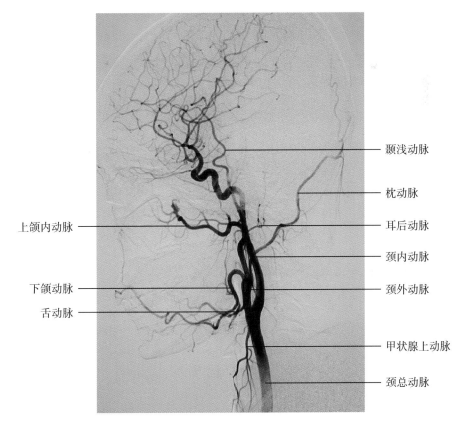

颞浅动脉

枕动脉

上颌内动脉

耳后动脉

颈内动脉

颈外动脉

下颌动脉

舌动脉

甲状腺上动脉

颈总动脉

图 1-1-2-4 颈外动脉及其分支

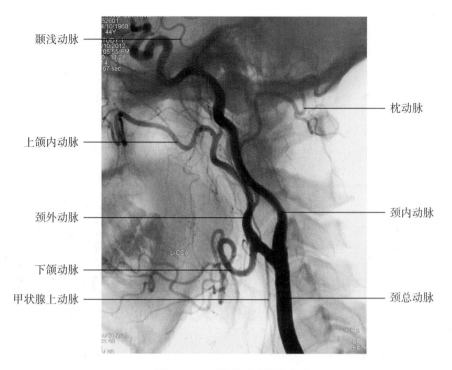

颞浅动脉

枕动脉

上颌内动脉

颈外动脉

颈内动脉

下颌动脉

甲状腺上动脉

颈总动脉

图 1-1-2-5 颈外动脉及其分支

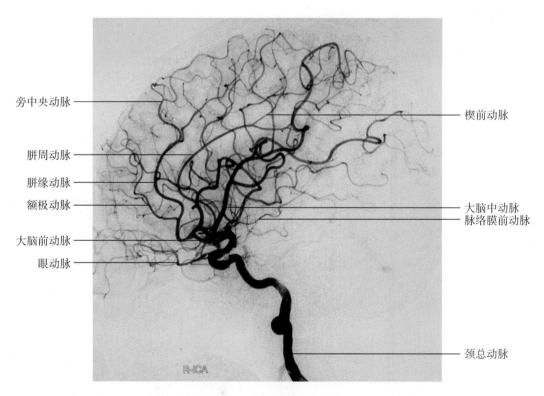

旁中央动脉

楔前动脉

胼周动脉

胼缘动脉

额极动脉

大脑中动脉

脉络膜前动脉

大脑前动脉

眼动脉

颈总动脉

图 1-1-2-6 颈内动脉及其分支

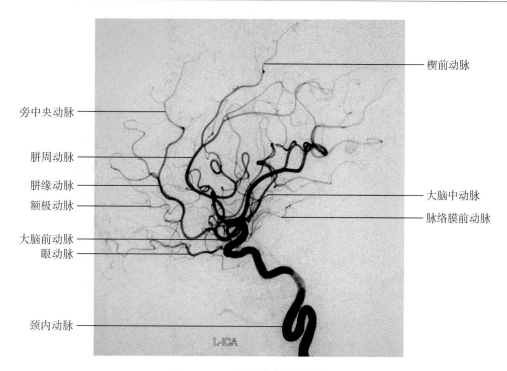

旁中央动脉

胼周动脉

胼缘动脉
额极动脉

大脑前动脉
眼动脉

颈内动脉

楔前动脉

大脑中动脉

脉络膜前动脉

图 1-1-2-7 颈内动脉及其分支

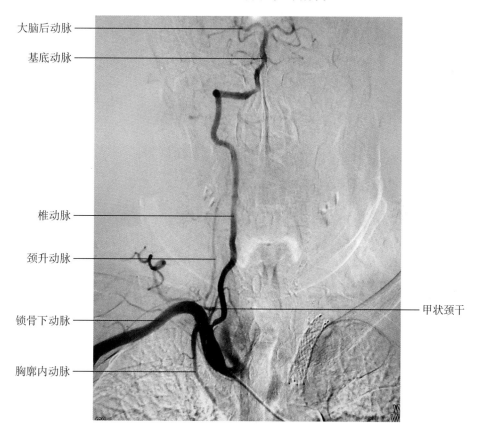

大脑后动脉

基底动脉

椎动脉

颈升动脉

锁骨下动脉

胸廓内动脉

甲状颈干

图 1-1-2-8 椎动脉及其分支

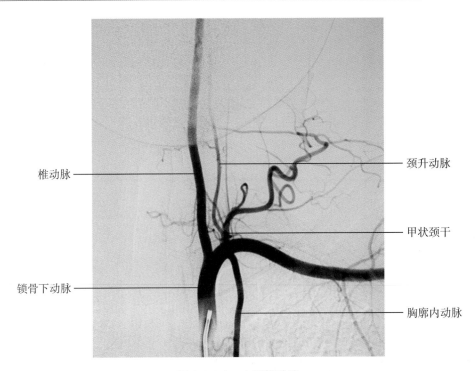

椎动脉

锁骨下动脉

颈升动脉

甲状颈干

胸廓内动脉

图 1-1-2-9　左侧椎动脉

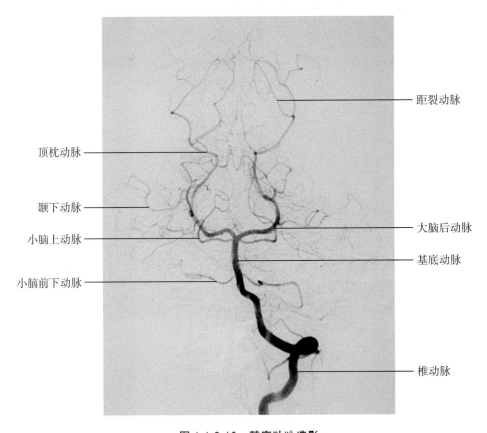

顶枕动脉

颞下动脉

小脑上动脉

小脑前下动脉

距裂动脉

大脑后动脉

基底动脉

椎动脉

图 1-1-2-10　基底动脉造影

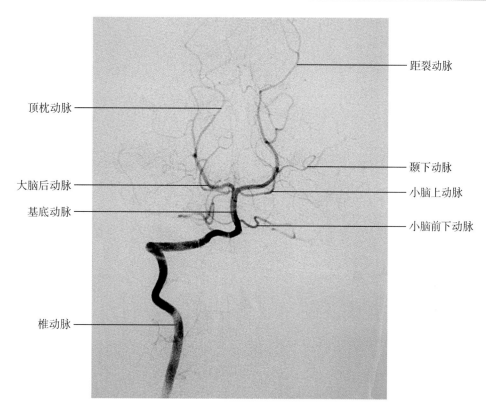

顶枕动脉

大脑后动脉

基底动脉

椎动脉

距裂动脉

颞下动脉

小脑上动脉

小脑前下动脉

图 1-1-2-11 基底动脉造影正面观

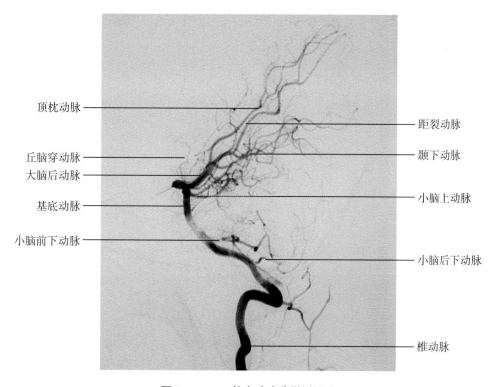

顶枕动脉

丘脑穿动脉

大脑后动脉

基底动脉

小脑前下动脉

距裂动脉

颞下动脉

小脑上动脉

小脑后下动脉

椎动脉

图 1-1-2-12 基底动脉造影侧面观

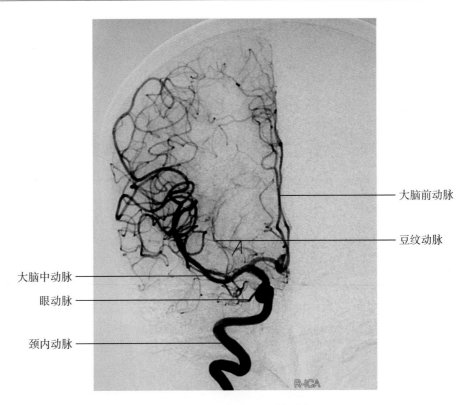

大脑前动脉

豆纹动脉

大脑中动脉

眼动脉

颈内动脉

图 1-1-2-13 Willis 环(部分)

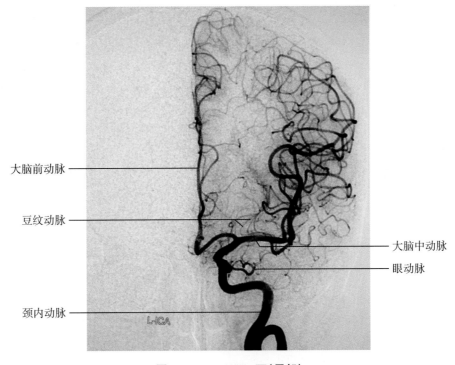

大脑前动脉

豆纹动脉

大脑中动脉

眼动脉

颈内动脉

图 1-1-2-14 Willis 环(局部)

(李慎茂)

头颈部静脉

第一节　头颈部静脉局部解剖

头颈部的静脉分为浅静脉和深静脉两部分,两者均注入颈内静脉及锁骨下静脉或直接汇入头臂静脉。

一、头颈部浅静脉

头颈部浅静脉收集颅顶部和枕部、面部和颈部浅层结构的静脉血,通过颈内静脉和锁骨下静脉。主要有面静脉、下颌后静脉和颈外静脉。

（一）面静脉（facial vein）

在眼内侧角处由眶上静脉和滑车上静脉汇合而成。从眼内侧角下降的一段,称为内眦静脉（angular vein）,继续行向外下,至咬肌前缘,向后下转至颈部,在下颌角前下缘处接受下颌后静脉前支,注入颈内静脉,或直接注入颈外静脉或颈内静脉。内眦静脉与同名动脉伴行,向后与可经眼静脉与海绵窦、颅内静脉窦相交通。面静脉的属支有滑车上静脉、眶上静脉、上睑静脉、鼻外静脉、面深静脉、咬肌静脉、腮前静脉、颏下静脉、腭静脉以及上、下唇静脉。

面静脉的交通:面静脉的属支与颞前部和颞中部的静脉、眼静脉、眶下静脉、额板障静脉、翼丛及颈前静脉等相交通,并通过眶上静脉和眼静脉以及面深静脉和翼丛间接与颅内海绵窦相交通。面静脉瓣膜较少。

（二）下颌后静脉（retromandibular vein）

为颞浅静脉的延续,向下经下颌支的后面、耳廓的前方,穿腮腺向下经二腹肌后腹和茎突舌骨肌浅面或深面至下颌角,分为前、后2支。前支直接注入颈内静脉或与面静脉汇合后注入颈内静脉,偶见与面静脉汇合后注入颈外静脉或颈前静脉。后支通常与耳后静脉汇合成颈外静脉。下颌后静脉收集耳廓、颅顶部、颞部、咀嚼肌、颞下颌关节、下颌骨及下颌牙、鼻腔黏膜、中耳黏膜、硬脑膜以及板障等处的静脉血。下颌后静脉的属支有颞浅静脉、面横静脉、下颌关节静脉、腮腺静脉、耳前静脉、鼓室静脉和上颌静脉。

（三）面总静脉（common facial vein）

在下颌角的后方,由面静脉和下颌后静脉的前支汇合而成,在颈阔肌深面,至舌骨平面注入颈内静脉,并与颈外静脉相交通。

(四)颈外静脉(external vein)

收集颅外面大部分静脉血和部分面深层的静脉血,常有前、后 2 支。前支为下颌后静脉的后支;后支由耳后静脉和枕静脉汇合而成。前、后支在胸锁乳突肌的前缘,平对下颌角处结合,经胸锁乳突肌表面斜向后下,至该肌后缘,锁骨中点上方穿颈部筋膜多数注入锁骨下静脉,或注入静脉角或注入颈内静脉。颈外静脉的属支有耳后静脉、枕静脉、下颌后静脉后支、颈后外静脉、颈前静脉、颈横静脉和肩胛上静脉。

二、头颈部深静脉

头颈部深静脉包括板障静脉、硬脑膜窦、脑静脉、鼻腔静脉、耳静脉、眶内静脉、咽和喉的静脉以及颈部深静脉等。

1. 板障静脉(diploic veins)　位于颅骨板障内,其管壁较薄,属支多,仅由内皮及一层弹力纤维组织构成,腔内无瓣膜。

2. 鼻腔静脉　鼻腔黏膜下的静脉与动脉伴行,构成丰富的血管网,直接或间接地与海绵窦、硬脑膜窦和脑静脉有较广泛的交通。

3. 咽和喉的静脉　有咽静脉、喉上静脉、喉下静脉等,接受脑膜、咽、喉部静脉血,分别汇入到颈内静脉。

4. 颈深部静脉　包括颈内静脉及其部分属支。颈内静脉(internal jugular vein)收集脑部、面部、颈部的血液,起于颅底的颈静脉孔,为乙状窦的直接延续。颈内静脉在颈部血管鞘内下降,至锁骨胸骨端的后方与锁骨下静脉汇合成头臂静脉,其汇合点称为静脉角。属支有面总静脉、枕静脉、咽静脉、舌静脉、胸锁乳突肌静脉、甲状腺上静脉、甲状腺中静脉等。

(车永哲)

第二节　头颈部静脉影像解剖

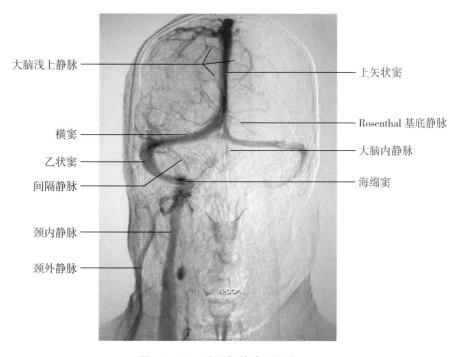

大脑浅上静脉 ——————————————————— 上矢状窦

横窦 ——————————————————— Rosenthal 基底静脉

乙状窦 ——————————————————— 大脑内静脉

间隔静脉 ——————————————————— 海绵窦

颈内静脉

颈外静脉

图 1-2-2-1　头面部静脉正面观

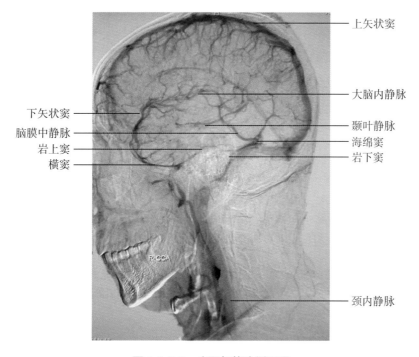

上矢状窦

大脑内静脉

下矢状窦 ——————————————————— 颞叶静脉

脑膜中静脉 ——————————————————— 海绵窦

岩上窦 ——————————————————— 岩下窦

横窦

颈内静脉

图 1-2-2-2　头面部静脉侧面观

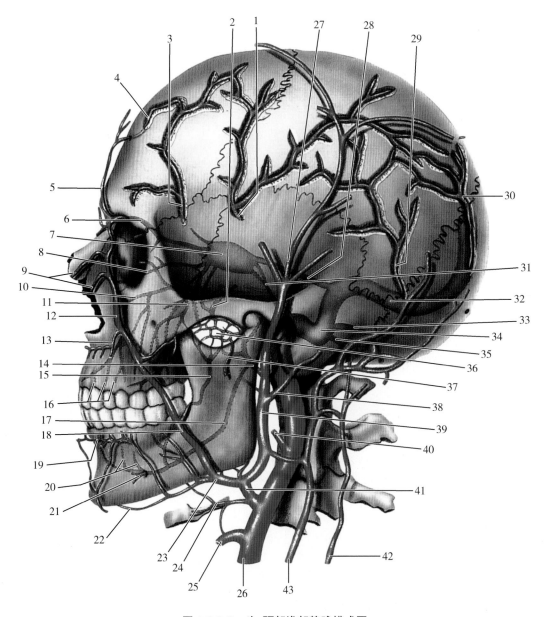

图 1-2-2-3 头、颈部浅部静脉模式图

（Renan Uflacker 主编,舒强,张雪峰主译.血管解剖学图谱.沈阳:辽宁科学技术出版社,56 页）

1.颞中板障静脉 2.脑膜中静脉 3.颞前板障静脉 4.额板障静脉 5.滑车上静脉 6.眼上静脉 7.海绵窦 8.眼下静脉 9.鼻外静脉 10.眶下静脉 11.腭降静脉 12.内眦静脉 13.唇上静脉 14.上颌静脉 15.颊静脉 16.齿上支 17.下齿槽静脉 18.面静脉 19.唇下静脉 20.齿下支 21.颏静脉 22.颏下静脉 23.面总静脉 24.舌下神经的伴行静脉 25.甲状腺上静脉 26.颈内静脉 27.颞浅静脉 28.岩上静脉 29.颞后板障静脉 30.枕板障静脉 31.岩下窦 32.横窦 33.乳突导静脉 34.乙状窦 35.髁导静脉 36.翼静脉丛 37.咬肌静脉 38.耳后静脉 39.下颌后静脉 40.咽升静脉 41.面、下颌后静脉和舌静脉共干 42.颈深静脉 43.颈外静脉

（李慎茂　郭连瑞　郭建明）

第二篇

脊柱和脊髓血管

第一章

脊柱和脊髓动脉

一、脊柱的动脉

椎骨的血运是由与它紧密相邻的节段性动脉供给,这些动脉主要来自椎动脉、肋间后动脉、腰动脉和骶外侧动脉,分支一般经椎体前外侧面进入邻近脊椎骨内,分布到椎弓、横突、关节突和棘突,彼此相互吻合成网。

(一)颈椎的动脉

1. $C_{3\sim7}$ 的动脉　主要由椎动脉、甲状颈干和肋颈干的分支供应。这些动脉的分支在颈长肌的内侧缘形成一条纵行动脉链,上方可达寰椎椎弓的前结节,下方与胸椎的动脉吻合,此链发出分支供应颈椎椎体前面与侧面。

在颈椎椎间孔外面,椎动脉的背支分支供应椎体的后面与侧面,这些动脉存有相互吻合支,并在后纵韧带的深面形成动脉丛,此丛在中线上发出一支营养动脉,由后方穿入椎体约达一半深度,并发出若干分支。

2. 齿状突的动脉　齿状突及其韧带主要由起自椎动脉前面的前升动脉、起自椎动脉后内面的后升动脉及起自颈内动脉颈外段的裂穿动脉供应。供应齿状突本身的动脉主要有:从前方进入、在齿状突体中心上升的中央动脉;经齿状突尖韧带囊状韧带和副韧带进入的动脉。

(二)胸椎的动脉

$T_{1\sim2}$:是由肋颈干发出的第1~2肋间后动脉、甲状腺下动脉的分支和椎动脉供应,而 $T_{3\sim12}$ 主要是由3~12肋间后动脉供应,肋间后动脉在相应椎体的前外侧发出营养动脉和骨膜动脉至椎骨体、前纵韧带、肋小头关节等,在每一个椎间盘外侧面形成网状吻合,分布至前纵韧带的小分支与对侧的同名支相互吻合,并在脊柱两侧形成纵行的动脉链。

肋间后动脉后支的脊支分支供应胸椎椎体的后面,该动脉沿椎间盘背外侧面,经椎间孔下缘,穿过后纵韧带进入椎管,并分成升降两支,相互吻合成网,发支分布到胸椎椎体、后纵韧带和硬膜外组织。

脊支也分支供应椎弓内面,入椎管后分布于椎弓板、黄韧带、棘突基部等。肋间后动脉后支行至椎弓板和横突肌外侧缘发支于椎弓外面,分布在棘突、横突和关节突等处。

（三）腰椎的动脉

腰椎主要由 4 对腰动脉供应,骶中动脉发出的第 5 对腰动脉和髂腰动脉腰支发出的脊支分布于腰 5,腰动脉自腹主动脉后壁发出后,很快贴附于前纵韧带,沿腰椎椎体中部向后外侧走行,沿途分支进入椎体前方,以营养椎体。腰动脉行至椎间孔前缘时先后分出前、中、后 3 支(即脊前支、横突前支和背侧支),形成椎管外、内两组血管网。

1. 椎管外血管网   椎管外血管网以横突为界,又分为前后两组。

(1) 椎管外血管网前组:主要由横突前动脉组成,此支沿途在横突前方发出许多分支,并有交通支与相邻横突前动脉吻合,若横突前动脉损伤,则可引起腹膜后血肿,导致顽固性肠麻痹。

(2) 椎管外血管网后组:主要由背侧支的关节间动脉及上下关节动脉组成。关节间动脉绕过椎弓根峡部向后方走行,位于椎弓板与筋膜之间向中线行走,沿途发出分支,分布到椎弓间韧带和棘突。

2. 椎管内动脉网   由椎间孔前后动脉组成。椎管前动脉在走行中首先分支供应神经根,然后经椎间孔前缘进入椎管内,随即分为升支和降支,与邻节段的升、降支相互吻合,形成椎体背侧的纵行血管网。升支发出的横支在中线汇合,经椎体后缘的静内窦孔进入椎体。椎间孔后动脉呈网状分布于椎弓板和黄韧带内侧,然后进入椎板,以细微小支在硬膜外脂肪中走行,与硬脊膜动脉丛相连。

二、脊髓的动脉

脊髓动脉来源变异较大,为便于描述,分为上、中、下 3 个区段。

（一）上区段

包括颈段和上胸段(胸 1~3),其供血动脉有椎动脉分支,除在左右椎动脉汇合前有脊髓前后动脉分支供应脊髓外,在椎动脉行程中还有数小分支进入椎管供应颈段和上胸段脊髓。甲状颈干的分支分出数小分支,其中颈升动脉的分支进入椎管,供应脊髓。肋颈干,靠近甲状颈干处发出,其颈升动脉和第一肋间动脉分支参与脊髓供血。

（二）中区段

相当于第 4~8 胸段脊髓,其血液供应较少,一般来自于相应肋间动脉分支。肋间动脉在胸主动脉的开口位置通常是左侧位于主动脉后中壁,右侧位于后外壁。少数人脊髓动脉来源于支气管动脉,在进行支气管动脉造影、支气管动脉灌注和栓塞治疗时应给予特别注意。

（三）下区段

相当于第 9 胸椎水平以下脊髓,下区段脊髓动脉除开口于胸主动脉、腹主动脉相应的肋间动脉分支外,还有一支较粗大、起源于下胸段或上腰段的根髓大动脉(Adamkiewicz artery),另外,髂内动脉的髂腰支、骶中动脉、骶外动脉的分支参与下区段脊髓供血。腰动脉多为 4 对,其开口位置右侧以后外壁为主,左侧以后外壁或后中壁为主。

各区段脊髓动脉分出根动脉沿神经根进入椎管内分出根髓前后动脉,供应相应节段的硬膜、软膜和脊髓。根髓动脉穿过硬膜,在齿状韧带的前方上行,然后折返形成一锐角向下行走,在血管造影上表现为"发夹样",同时也是血管造影判断脊髓动脉的特征性表现。

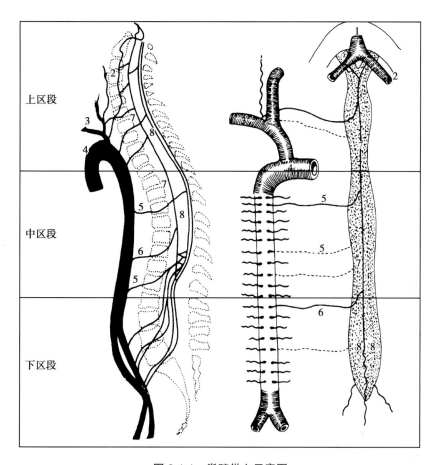

图 2-1-1　脊髓供血示意图

（引自：李明华 . 神经介入影像学 . 上海：上海科学技术文献出版社，2000.4）

1. 基底动脉　2. 椎动脉　3. 锁骨下动脉　4. 主动脉　5. 前后根髓动脉　6. Adamkiewics
动脉　7. 脊髓前动脉　8. 脊髓后动脉

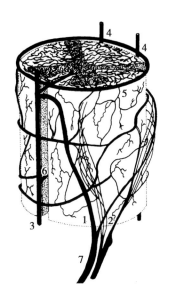

图 2-1-2　脊髓根动脉示意图

（引自：李明华 . 神经介入影像学 . 上海：上海科学技
术文献出版社，2000.4）

1. 根髓动脉前支　2. 根髓动脉后支　3. 脊髓前动脉
4. 脊髓后动脉　5. 冠动脉　6. 沟联合动脉　7. 根髓
动脉

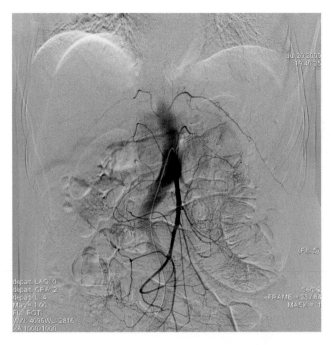

图 2-1-3 血管造影显示脊髓动脉呈"发夹状"

（祖茂衡）

脊柱和脊髓静脉

一、脊椎的静脉

脊椎静脉系统分为椎外静脉丛和椎管内静脉丛。椎外静脉丛位于椎管外,分为前丛和后丛,前丛位于椎体前面,接受椎体静脉的回流,后丛位于椎体后面,围绕棘突、横突和关节突。

椎管内静脉丛位于椎管内硬膜外腔,接受椎骨和脊髓的静脉回流,可分为前、后两组,垂直排列成四条纵行静脉,称为前后窦,前组位于椎体和椎间盘的后面,后纵韧带的两侧,后组位于椎弓和黄韧带的前面,前后组静脉丛相互吻合。

椎外静脉丛与椎内静脉丛之间有交通支相互吻合,由于椎内静脉丛位于硬膜外疏松结缔组织内,如胸腹压升高,可使血液逆流,致椎内静脉丛压力增高。

二、脊髓的静脉

脊髓的血液经过髓内静脉汇入正中静脉和前后外侧静脉,然后进入包括脊髓前后静脉的髓周静脉,最后由根静脉汇入椎 - 髓静脉形成椎管内静脉丛(硬膜静脉丛)。硬膜静脉丛与椎旁静脉丛相交通,并分别在腰段由腰升静脉引流入髂静脉,在胸段由奇静脉、半奇静脉引流入上腔静脉,在颈段的脊髓静脉流入颈部的静脉。

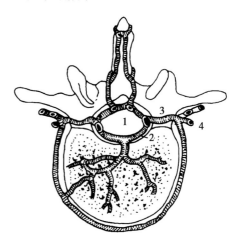

图 2-2-1 椎管内硬膜外静脉示意图
(引自:李明华.神经介入影像学.上海:上海科学技术文献出版社,2000.4)
1.椎管内硬膜外纵行静脉 2.椎管内硬膜外网状静脉 3.椎间孔静脉 4.椎旁纵行静脉

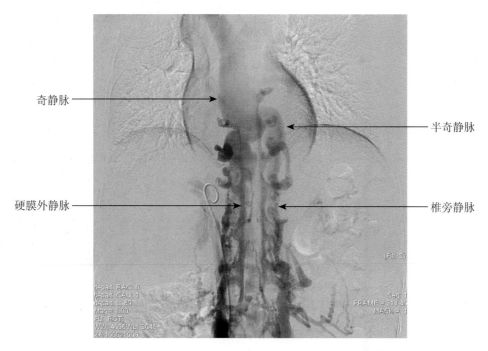

奇静脉

半奇静脉

硬膜外静脉

椎旁静脉

图 2-2-2   血管造影显示硬膜静脉、椎旁静脉、半奇静脉和奇静脉

（祖茂衡）

第三篇

胸部脉管

第一章

胸主动脉及其分支动脉

第一节　胸主动脉局部解剖

胸主动脉(thoracic aorta)在第 4 胸椎高度接主动脉弓,下至第 12 胸椎下缘处,穿过膈主动脉裂孔移行于腹主动脉。其全程位于后纵隔内、下位胸椎体的前面。前方自上而下与左肺根、心包、左心房和食管等结构毗邻,后面与半奇静脉、副半奇静脉和胸椎等相邻。在左肺根的后方,食管位于胸主动脉的右侧,斜向下越过胸主动脉的前方至其左侧;奇静脉和胸导管位于胸主动脉下段的右后方;胸主动脉下段右侧邻接右肺和胸膜,左侧邻接左肺和胸膜及食管下段。

胸主动脉的分支有脏支和壁支

(一) 脏支

脏支包括心包支、支气管支、食管支等。

1. 心包支(pericardial branches)　为数支细小分支,起止不恒定,自胸主动脉发出至心包后部。

2. 支气管支(bronchial branches)　一般左侧支气管支起自胸主动脉不同高度和主动脉弓,右侧多起自第 3~5 肋间后动脉,一般一侧 1~2 支多见。

3. 食管支(esophageal branches)　发自胸主动脉的食管支分布于食管的胸下段。食管的其他各段的动脉来自肋间后动脉、支气管支、甲状腺下动脉、胃左动脉和膈下动脉等。

(二) 壁支

胸主动脉的壁支有膈上动脉和肋间后动脉。

1. 膈上动脉(superior phrenic arteries)　起自胸主动脉的下部,至膈上面的后部,与肌膈动脉和心包膈动脉相吻合。

2. 肋间后动脉(posterior intercostal arteries)　肋间后动脉共 10 对,第 1~2 肋间隙由肋颈干的肋间最上动脉供应,最下一对肋间后动脉与第 12 胸神经伴行,位于第 12 肋的下方,故称为肋下动脉。由于胸主动脉的位置偏左,左右肋间后动脉的行程有所不同。右侧肋间后动脉多起自胸主动脉的右外侧壁和后外侧壁,横过椎体、胸导管、奇静脉、右肺和右肋胸膜的后方。左肋间后动脉多起自胸主动脉的后壁,经相应椎体的侧面外行,行于左肺和左肋胸膜的后方,半奇静脉、副半奇静脉的后方。继续外行,至肋小头下缘、肋角,沿肋沟穿经肋间内肌和肋间最内肌之间,与肋间神经和肋间后静脉伴行,终末支与胸廓内动脉和肌膈动脉的肋间支相吻合。分支有背侧支、内侧皮支和外侧皮支。

（车永哲）

第二节　胸主动脉影像解剖

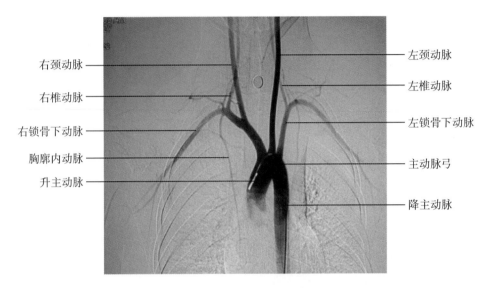

右颈动脉　　　　　　　　　　　左颈动脉
右椎动脉　　　　　　　　　　　左椎动脉
右锁骨下动脉　　　　　　　　　左锁骨下动脉
胸廓内动脉　　　　　　　　　　主动脉弓
升主动脉　　　　　　　　　　　降主动脉

图 3-1-2-1　胸主动脉弓造影

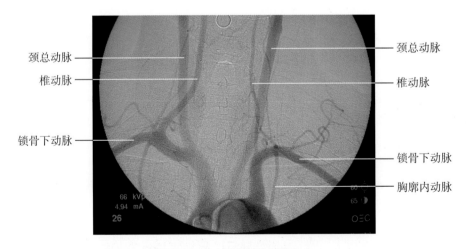

颈总动脉　　　　　　　　　　　颈总动脉
椎动脉　　　　　　　　　　　　椎动脉
锁骨下动脉　　　　　　　　　　锁骨下动脉
　　　　　　　　　　　　　　　胸廓内动脉

图 3-1-2-2　主动脉弓主要分支

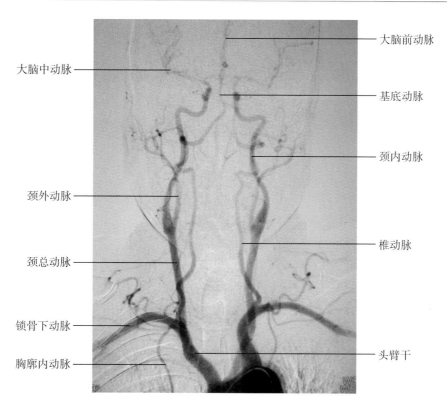

大脑中动脉

大脑前动脉

基底动脉

颈内动脉

颈外动脉

椎动脉

颈总动脉

锁骨下动脉

胸廓内动脉

头臂干

图 3-1-2-3　主动脉弓和脑血管造影

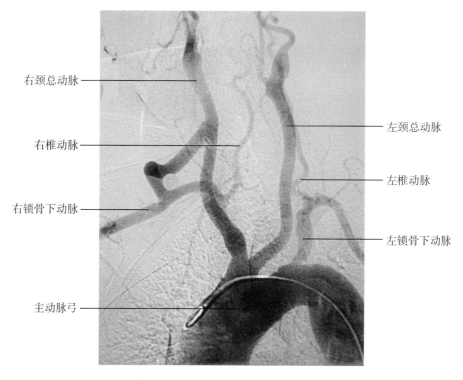

右颈总动脉

左颈总动脉

右椎动脉

左椎动脉

右锁骨下动脉

左锁骨下动脉

主动脉弓

图 3-1-2-4　主动脉弓及主要分支动脉

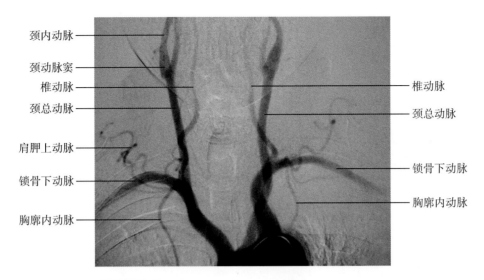

颈内动脉

颈动脉窦

椎动脉

颈总动脉

肩胛上动脉

锁骨下动脉

胸廓内动脉

椎动脉

颈总动脉

锁骨下动脉

胸廓内动脉

图 3-1-2-5   主动脉弓造影

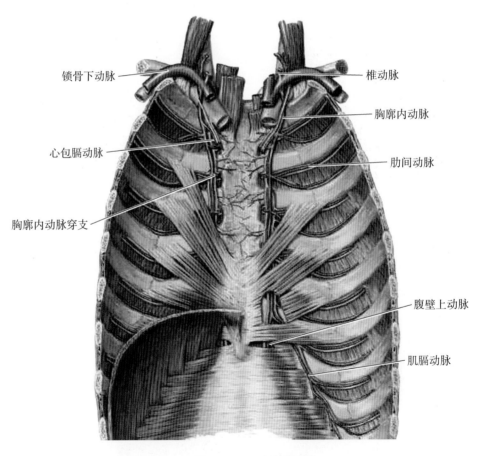

锁骨下动脉

心包膈动脉

胸廓内动脉穿支

椎动脉

胸廓内动脉

肋间动脉

腹壁上动脉

肌膈动脉

图 3-1-2-6   胸廓内动脉

（张 建   齐立行   李学锋）

第二章

胸部静脉影像解剖

胸部的静脉,包括胸部浅静脉和深静脉。胸部浅静脉在胸壁前形成静脉丛,其中乳腺部分的叫乳房静脉丛。胸外侧静脉及其属支、胸腹壁静脉和肋腋静脉,收集胸腹部外侧壁的静脉血。正中线附近的胸壁静脉,经由胸廓内静脉及其属支肋间静脉和腹壁上静脉,然后向上注入头臂静脉。胸部深静脉,包括奇静脉及其重要属支——半奇静脉和副半奇静脉、脊柱的静脉、胸廓内静脉、膈上静脉、纵隔前静脉以及心包静脉等。胸部浅、深静脉直接或间接地汇入到上腔静脉,最后回流至右心房。

一、头臂静脉(brachiocephalic vein)

左、右各一,分别在同侧胸锁关节后方由锁骨下静脉和颈内静脉汇合而成。汇合处的夹角称静脉角,是淋巴导管注入静脉的部位。头臂静脉内无瓣膜。左头臂静脉从左锁骨胸骨端的后方起始,经胸骨柄后方,斜向右下至右侧第1胸肋关节处与右头臂静脉合成上腔静脉。左头臂

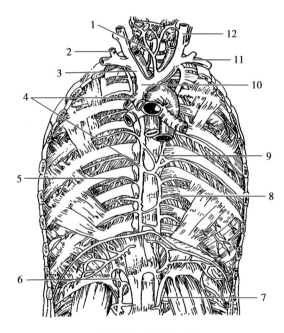

图 3-2-1　胸部静脉

1. 甲状腺下静脉　2. 右颈外静脉　3. 右头臂静脉
4. 奇静脉　5. 肋间后静脉　6. 右腰升静脉　7. 左腰
升静脉 8. 半奇静脉　9. 副半奇静脉　10. 上腔静
脉 11. 左锁骨下静脉　12. 左颈内静脉

静脉的前方,邻接胸骨柄、胸腺以及胸锁关节等;后方与头臂干、左颈总动脉和左锁骨下动脉的起始部邻接;下方与主动脉弓相接。右头臂静脉从右锁骨胸骨端的后方起始,垂直下降至右侧第1胸肋关节处,汇入上腔静脉。右头臂静脉的前方紧接胸骨舌骨肌和胸骨甲状肌的起点、锁骨和胸腺的一部分;后面和右侧与右肺和右胸膜相接,其间有右膈神经通过;其左后方与头臂干、右锁骨下动脉、右迷走神经和气管右缘相接。头臂静脉主要属

31

支有颈内静脉和锁骨下静脉。此外,还有椎静脉、胸廓内静脉、甲状腺下静脉、肋间上静脉等。

(一) 颈内静脉 (internal jugular vein)

是头颈部静脉回流的主干,上端起自颅底的颈静脉孔,与乙状窦相续,然后行走于颈动脉鞘内,沿颈内动脉和颈总动脉外侧下行,至胸锁关节后方与锁骨下静脉汇合成头臂静脉。

颈内静脉属支繁多,按其部位可分为颅内属支及颅外属支两种。

1. 颈内静脉颅内属支　主要为许多硬脑膜窦及注流入窦的脑静脉。它们收集脑膜、脑、颅骨、视器及前庭蜗器等部位的静脉血,最后经乙状窦出颈静脉孔注入颈内静脉。

2. 颈内静脉颅外属支　包括面静脉、下颌后静脉、舌静脉、咽静脉和甲状腺上、中静脉等。

(二) 锁骨下静脉 (subclavian vein)

是位于颈根部的短静脉干,为腋静脉向上的延续,起始于第一肋骨的外侧缘,向内行于胸锁关节后方与颈内静脉汇合成头臂静脉。锁骨下静脉前面有锁骨和锁骨下肌,其后上方与锁骨下动脉相接,但两者之间隔以前斜角肌,膈神经自其后方通过;锁骨下静脉的下方与第1肋骨上面的浅沟接触。锁骨下静脉的始末两端都有瓣膜。锁骨下静脉属支仅有颈外静脉,偶尔接受肩胛上静脉和颈横静脉。锁骨下静脉与颈内静脉交角处,左侧接受胸导管,右侧有右淋巴导管注入。

二、胸廓内静脉 (internal thoracic veins)

由腹壁上静脉和肌膈静脉汇合而成。1~2支,与同名动脉伴行,若为1支则行于动脉内侧,若为两支则在动脉内外侧伴行一段后合为一干,走在动脉内侧。左胸廓内静脉注入左头臂静脉,右侧汇入左、右头臂静脉交角处。

三、甲状腺下静脉 (inferior thyroid vein)

起始于甲状腺表面的甲状腺静脉丛,该丛与甲状腺上、中静脉相连,右侧的甲状腺下静脉,尚接受喉下静脉和来自气管的小静脉。向下经头臂干前方,在上腔静脉的稍上方,注入右头臂静脉或与左侧的同名静脉合并形成甲状腺最下静脉。左侧的甲状腺下静脉斜过气管的前方、胸骨甲状肌的后方,向下单独或与右侧同名静脉合成甲状腺最下静脉,注入左头臂静脉。

四、肋间上静脉 (superior intercostal vein)

是一条垂直的短干静脉。左侧肋间上静脉的略长,接受上位3~4条肋间静脉。其横过主动脉弓前方、左侧迷走神经和膈神经之间,汇入左头臂静脉,其下端与副半奇静脉相接。右侧肋间上静脉的接受上位2~3条肋间静脉,向上注入右头臂静脉,下端与奇静脉相连。

五、上腔静脉 (superior vena cava)

是一粗大的静脉干,在右侧第1胸肋结合处后方由左、右两侧的头臂静脉汇合而成,沿升主动脉右侧垂直下行,至第3胸肋关节下缘处注入右心房前,奇静脉自后方弓形向前跨过右肺根注入上腔静脉。上腔静脉的后内侧与气管和右迷走神经相邻;其上段的后外侧与右肺和右纵隔胸膜相邻,其下段的后方为右肺根。其右侧与右膈神经和右胸膜相接;左侧与升主动脉和头臂干的起始部邻接。

六、心包膈静脉(pericardiacophrenic veins)

与同名动脉伴行,汇入胸廓内静脉、奇静脉或半奇静脉。

七、胸腺静脉(thymic veins)

收集胸腺的静脉血,与动脉伴行,汇入头臂静脉或胸廓内静脉。

八、奇静脉(azygos vein)

大部分在腰大肌深侧,由右腰升静脉和右肋下静脉,在第12肋头的下方互相结合而成,也可在第2腰静脉水平处,自下腔静脉的背侧起始。在第12胸椎体的腹侧延续于奇静脉。奇静脉有时起于静脉丛,该丛紧贴腰椎体的腹侧、主动脉和腰动脉的背侧,并与下腔静脉和上位2~3支静脉相交通。经膈的右内侧脚与中间脚之间进入胸腔后纵隔,在食管后方沿胸椎体右前方上行,至第4~5胸椎高度,奇静脉弓向前方构成奇静脉弓,跨过右肺根的上方,注入上腔静脉。奇静脉亦可向上注入右头臂静脉或右胸廓内静脉。奇静脉沿途收集右侧肋间后静脉、食管静脉、支气管静脉及半奇静脉的血液。同时,奇静脉还是沟通上、下腔静脉系的重要途径之一。奇静脉弓和奇静脉注入上腔静脉处可出现瓣膜,其中以奇静脉弓的中1/3段较多。

九、半奇静脉(hemiazygos vein)

起自左腰升静脉,多数由左肋下静脉和左腰升静脉在第12肋头处汇合而成,也可从左肾静脉的背侧起始,向上穿过膈左侧中间脚和内侧脚之间入胸腔,沿脊柱左侧上行,达第9~10胸椎高度向右横过脊柱前面注入奇静脉。半奇静脉位于胸主动脉左侧和左侧内脏大神经的右侧,食管的背侧,左侧肋间后动脉的腹侧。半奇静脉全长与左侧纵隔胸膜相接。半奇静脉收集左下部肋间后静脉、食管静脉和副半奇静脉的血液。半奇静脉尚可缺如。

十、副半奇静脉(accessory hemiazygos vein)

是一支纵行的静脉,位于后纵隔内,汇集左侧中、上部的肋间后静脉,沿脊柱左缘下行注入半奇静脉,或直接向右跨过脊柱前面在第6~7胸椎及椎间盘之间的高度注入奇静脉。

十一、肋间后静脉(posterior intercostal veins)

有12对,最下一对称为肋下静脉。肋后静脉位于肋间隙中,与同名动脉和神经伴行,静脉位于动脉上方,神经位于动脉的下方,三者均经肋间内肌和肋间最内肌之间。肋间后静脉的背侧支与同名动脉的后支伴行,经椎骨横突与肋颈之间汇入肋间后静脉。背侧支主要收受背肌和背部皮肤的血液,并借脊支引流椎骨静脉丛和椎体的血液,此外,肋间后静脉沿途还收纳肋间肌、相应部位的皮肤、膈以及胸膜壁层的血液。

肋间后静脉前端与胸廓内静脉交通,后端注入奇静脉、半奇静脉或副半奇静脉,于前、后注入处都有瓣膜。上部肋间静脉的瓣膜较为明显,故血液不能由胸廓内静脉流入奇静脉或半奇静脉,奇静脉或半奇静脉的血液也不能流入胸廓内静脉。然而肋间隙内肋间静脉的血液可以自由地流向任何一方。

十二、食管静脉(esophageal veins)

食管壁内静脉丰富,在黏膜下层和食管周围吻合成丛,称食管静脉丛,由丛汇成数条食管静脉,注入奇静脉、半奇静脉或副半奇静脉。食管静脉丛向下与胃左静脉属支有丰富吻合,当门静脉高压时,可经此途径建立门腔静脉间的侧支循环,因而食管静脉丛血流量加大,可导致食管静脉曲张,甚至破裂出血。

十三、脊柱静脉(veins of vertebral column)

围绕脊柱周围有丰富的静脉,按其所在部位分为椎外(anterior external vertebral plexus)和椎内静脉丛(posterior external vertebral plexus)。

椎外静脉丛是在椎管外围绕脊柱形成的静脉丛,包括椎外前静脉丛和椎外后静脉丛。椎外前静脉丛,呈网状位于椎体的前面,在颈部此丛较发达,接受椎体周围的血液,与椎体静脉相交通。此丛的血液不仅分别流入肋间后静脉和腰静脉的背侧支,尚有部分血液注入奇静脉和半奇静脉。椎外后静脉丛,围绕横突、关节突、棘突、椎弓以及这些部位韧带的外面,接受来自椎骨及背深肌的血液。经黄韧带附近的静脉丛与椎内静脉丛相通。

位于椎管内的静脉丛叫椎内静脉丛,包括椎内前静脉丛和椎内后静脉丛。椎内前静脉丛,沿椎管全长分布,位于椎体后面的两侧,椎弓和后纵韧带之间,因纵贯椎管全长,亦称椎纵窦。椎内后静脉丛,位于椎管内的后外侧,上自枕骨大孔向下延伸到骶管内。该丛与椎外后静脉丛借黄韧带间的静脉互相交通,与椎内前静脉丛借外侧支相连。在枕骨大孔处可与枕窦吻合。

椎内、椎外静脉丛互相吻合连通,最后分别注入邻近的椎静脉、肋间后静脉、腰静脉和骶外侧静脉等。脊柱的静脉丛上部可经枕骨大孔与硬脑膜窦相连通,下部可与盆腔静脉丛相交通,同时与颈、胸、腹、盆腔静脉的属支之间存有丰富而广泛的吻合,因此,脊柱静脉丛是沟通上、下腔静脉系统及颅腔内、外静脉的重要途径之一,在静脉回流中具有一定调节作用。

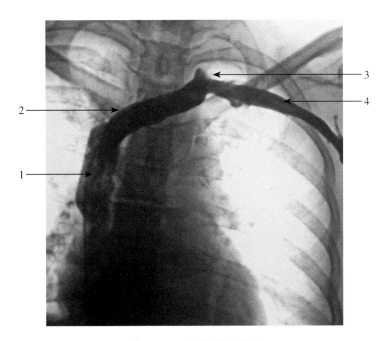

图 3-2-2 上腔静脉及属支

1. 上腔静脉　2. 左头臂静脉　3. 左颈内静脉　4. 左锁骨下静脉

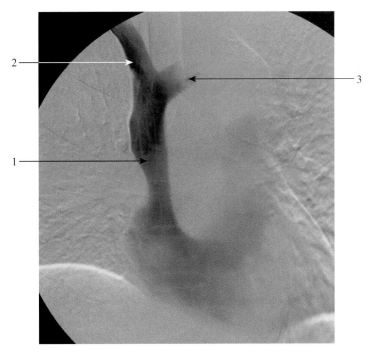

图 3-2-3 上腔静脉及属支

1. 上腔静脉　2. 右头臂静脉　3. 左头臂静脉

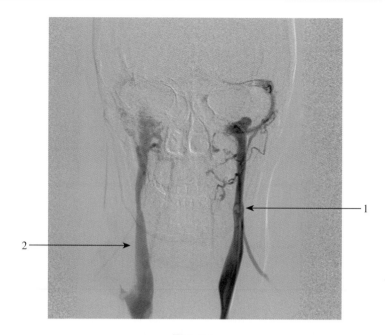

图 3-2-4

1. 左颈内静脉 2. 右颈内静脉

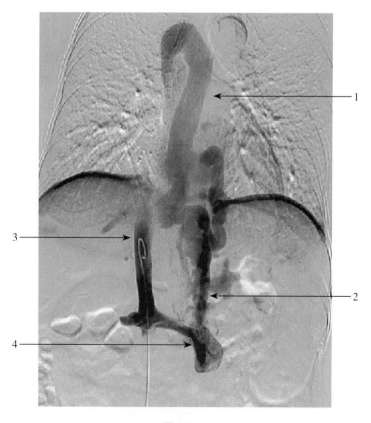

图 3-2-5

1. 奇静脉 2. 半奇静脉 3. 下腔静脉 4. 腰升静脉

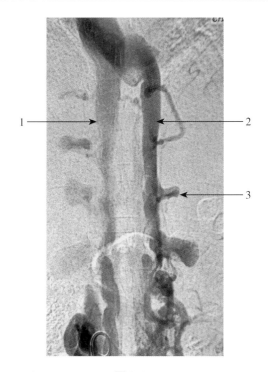

图 3-2-6
1.奇静脉　2.副半奇静脉　3.肋间后静脉

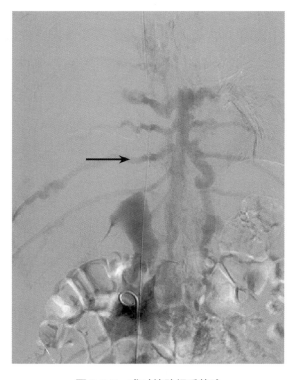

图 3-2-7　成对的肋间后静脉

（李晓强）

第三章

肺动脉循环影像解剖

肺动脉（pulmonary artery）从右心室发出，主干沿着主动脉根部前方先向左向后上方斜行，在主动脉弓下形成肺动脉圆锥，然后向下分为左、右肺动脉入肺，入肺后伴随支气管分支而分支，一般行于相应支气管的背侧和下方。然后形成包绕肺泡壁的毛细血管网。在毛细血管网处进行气体交换，静脉血转换为动脉血；小静脉支逐渐汇集成大静脉，最后汇合成左、右肺静脉注入左心房。

一、肺动脉干（pulmonary trunk）

肺动脉干为短而粗的干，一般平左侧第 3 胸肋关节处起自右心室，在主动脉起始部前方向左上后方斜行，达主动脉弓之下，约平第 4 胸椎椎体处，分为左、右肺动脉。肺动脉干全部包于心包内。有时肺动脉干缺如。

二、左肺动脉（left pulmonary artery）

左肺动脉较短，约呈水平位横过胸主动脉之前达左肺门，分为上下两支入肺。

三、右肺动脉（right pulmonary artery）

右肺动脉较长，横行向右行走，经升主动脉和上腔静脉的后方，穿过奇静脉弓下方，在食管和右支气管的前方到达右肺门，分三支进入肺的上、中、下叶。

在肺动脉干分叉处稍左侧有一短的纤维结缔组织索，连于主动弓的下缘，称动脉韧带，是胚胎时期动脉导管闭锁后的遗迹。

四、肺循环

又称小循环，血液流向如下：右心房→右心室→肺动脉干及其属支→肺毛细血管网→肺静脉→左心房。当心房收缩时，心室舒张，由体循环返回的腔静脉血由右心房进入右心室。右心室收缩时，富含二氧化碳的静脉血由右心室输出，经肺动脉干及其属支运送至肺毛细血管，在此进行气体交换，变成富含氧的动脉血，然后经肺静脉，在心房舒张时注入左心房。肺循环行程短，故称小循环。

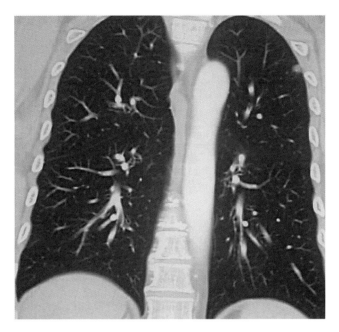

图 3-3-1　肺内肺动脉分支

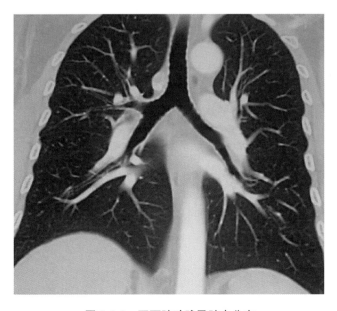

图 3-3-2　双下肺动脉及肺内分支

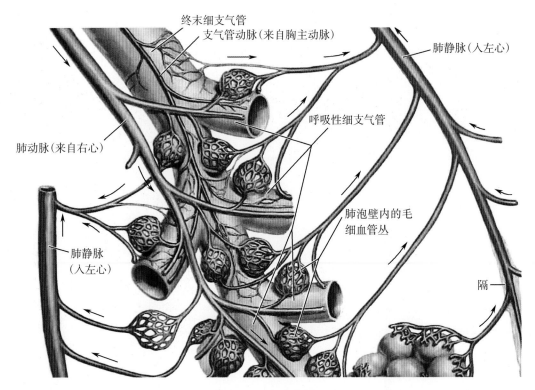

图 3-3-3　肺内微循环

（杨仁杰）

第四章
肺静脉循环影像解剖

一、肺静脉

肺静脉起源于肺毛细血管,逐渐汇合为肺段支,再汇合为4支主干,即右上肺静脉、右下肺静脉、左上肺静脉和左下肺静脉。4支主干分别直接开口于左心房。肺静脉血管较肺动脉血管细小。

右上肺静脉 由右上叶静脉和中叶静脉汇入。上叶静脉又由尖支、后支和前支汇入。中叶静脉又由外侧支和内侧支汇入。

右下肺静脉 由上支和基底段总静脉汇入,基底段总静脉又由前基底支、外基底支和后基底支汇入,内基底支汇入无规律。

左上肺静脉 由尖后支、前支和舌支汇入。舌支又由上部支和下部支汇入。

左下肺静脉 由上支和基底段总支汇入,基底段总静脉由底段上静脉和底段下静脉汇入。

在正常人群中,导管难以进入肺静脉内,故极少行肺静脉直接造影,而是通过肺动脉造影使肺静脉间接显示。CTA 和 MRA 可以显示肺静脉的4支主干和段支。

二、异常的肺静脉引流

由于先天性发育异常导致肺静脉异位引流(Arnonalous pulmonary venous connection)又称肺静脉畸形引流或肺静脉畸形连接,是指肺静脉的1支或全部不与左心房连接,肺循环血液不能流入左心房内,而是直接或间接通过体循环的静脉系统回流至右心房。肺静脉异位引流分为完全性和部分性两种类型,常合并房间隔缺损、卵圆孔未闭或其他心血管畸形。

(一)部分性肺静脉异位引流

部分性肺静脉异位引流是指1支或几支(但非全部)与右心房连接,或与引流入右心房的静脉相连接。临床多见,约占肺静脉异位连接患者的2/3。临床患病率约为0.3%,尸检发现率约为0.6%。

本病最常受累的静脉为上叶肺静脉和右侧肺静脉,其他肺静脉受累较少。本病有多种类型:

1. 右上和右中肺静脉与上腔静脉相连,往往伴有静脉窦型房间隔缺损;

2. 全部右肺静脉均与右房相通,常常伴有继发孔型房间隔缺损;

3. 全部右肺静脉或只有右中、右下肺静脉与下腔静脉相连,其连接点在膈肌附近,此类患者的心房间隔往往完整;

4. 左肺静脉通过畸形的椎静脉引流入左无名静脉,多数伴有房间隔缺损。

(二) 完全型肺静脉异位引流

指所有肺静脉均与右心房或引入右心房的静脉异位连接,而不与左心房相连。可合并房间隔缺损(约 25%)或卵圆孔未闭(约 75%)。临床较为少见,但较严重,是婴幼儿四大发绀型心脏病之一。Darling 根据肺静脉畸形连接部位,将完全性肺静脉异位回流分成 4 型:

1. 心上型 占 55%,肺静脉在左心房后方汇合后经垂直静脉引流至左无名静脉,有时引流入上腔静脉或奇静脉。垂直静脉在左肺动脉和左总支气管前方进入无名静脉,在此处受压迫可造成静脉回流梗阻。

2. 心内型 占 30%,全部肺静脉直接引流入右心房或经肺静脉总干引流至冠状静脉窦。在肺静脉总干和冠状静脉窦之间可能发生梗阻。

3. 心下型 占 12%,全部肺静脉在心脏后方汇合后经垂直静脉下行通过膈肌食管裂孔进入门静脉、下腔静脉或静脉导管等。回流血液经过高阻力肝血管床到达右心房或垂直静脉下行途中受压,均可引起肺静脉梗阻。

4. 混合型 约占 3%。全部肺静脉经过多种通道进入右心房。

心下型和混合型大多数在婴幼儿期死亡。完全性肺静脉异位回流患者约 75% 有卵圆孔未闭,25% 并有心房间隔缺损,右心房、右心室往往扩大肥厚,肺动脉扩大,压力增高,左心房较小。肺静脉梗阻最常见于心下型,次之为心上型,其发生率可高达 50%。其他并存的心脏血管畸形有动脉导管未闭、主动脉缩窄、永存动脉干、大动脉错位、单心室、肺动脉闭锁、法乐四联症和右心室双出口等。

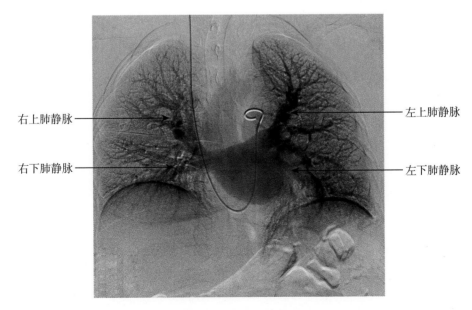

图 3 4 1 经肺动脉造影显示肺静脉主干与分支

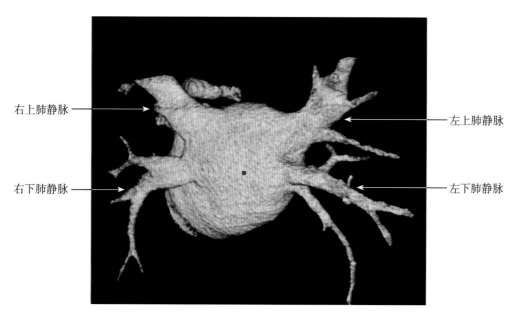

右上肺静脉

右下肺静脉

左上肺静脉

左下肺静脉

图 3-4-2　肺动脉 DSA 三维重建图像显示肝静脉主干

（祖茂衡）

第五章

心脏和冠状动脉

第一节　心脏结构与毗邻关系

一、心脏的位置

　　心脏位于两肺之间、胸骨体和肋骨与肋软骨连接部的后面的中纵隔内,正中稍斜偏于左侧,上下缘相当于第 2~6 肋软骨水平,后方平对第 5~8 胸椎。它是中空肌性的纤维性器官,如倒置圆锥,前后略扁,四周由心包包绕,正常大小如同其本人的拳头,重250~300g。心脏大约 1/3 位于正中线的右侧,2/3 位于正中线的左侧,上方连接出入心脏的大血管,下方与膈肌毗邻。心脏的长轴自右肩斜向左肋下区,与躯干正中线成 45°左右的角。

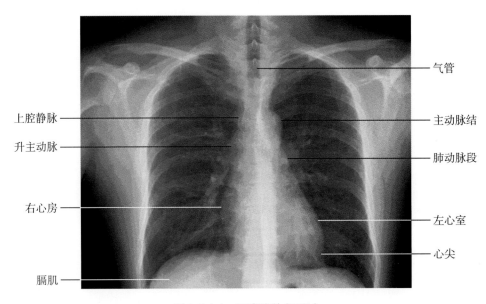

图 3-5-1-1　正常胸片(正位)

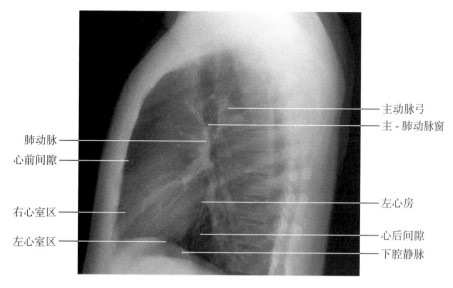

图 3-5-1-2　正常胸片（左侧位）

（图中标注：主动脉弓、主 - 肺动脉窗、肺动脉、心前间隙、右心室区、左心室区、左心房、心后间隙、下腔静脉）

　　心脏各部在前胸壁上的投影随个体的年龄、性别、体型、体位以及呼吸动作等而异。心尖的位置相当于前胸壁心尖搏动处，大致在左侧第 5 肋间隙锁骨中线稍内一点。心脏右缘的投影在胸骨右缘外约 1.2cm 处，自右侧第 3 肋软骨至第 6 肋软骨，沿此线上延是上腔静脉的右侧界，下延是下腔静脉的右侧界。心脏的下界相当于心脏右界线的下端与心尖的连线。心脏左界的投影相当于心尖向上至左侧第 2 肋软骨部距胸骨左缘约 1.2cm 处的连线。

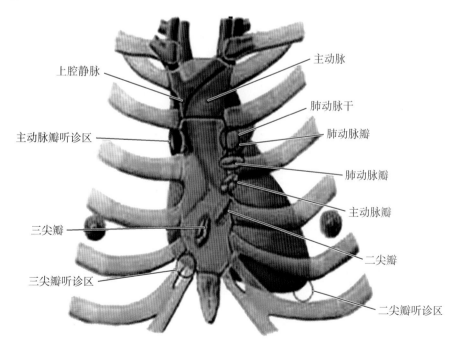

（图中标注：上腔静脉、主动脉、肺动脉干、肺动脉瓣、主动脉瓣听诊区、肺动脉瓣、三尖瓣、主动脉瓣、二尖瓣、三尖瓣听诊区、二尖瓣听诊区）

图 3-5-1-3　心脏与前肋的投影关系

（引自：郭光文，王序主编 . 人体解剖彩色图谱 . 北京：人民卫生出版社，1986）

二、心包

（一）心包

分为两层，是包绕在心脏和大血管根部的纤维性浆膜囊。

（二）脏层心包

心包的外层为纤维组织构成，其内表面有浆膜被覆，在大血管根部从上方、后方和侧面分别反折到心脏的表面，并延续为心外膜，该心外膜也称为脏层心包。

（三）壁层心包

心包的非心外膜部分为壁层心包。

（四）心包横窦

心包脏层和壁层的移行部将大血管根部分隔成了两组包囊，一组包囊了主动脉和肺动脉，使主动脉和肺动脉起始部分的1~2cm范围完全游离在心包腔内；另一组包囊了上、下腔静脉和肺静脉。两组间的心包间隙就是心包横窦。它是心包顶部主动脉和肺动脉的起始部与心包后壁间的自然通道。

（五）心包斜窦

下腔静脉和肺静脉与左心房后壁间的间隙。

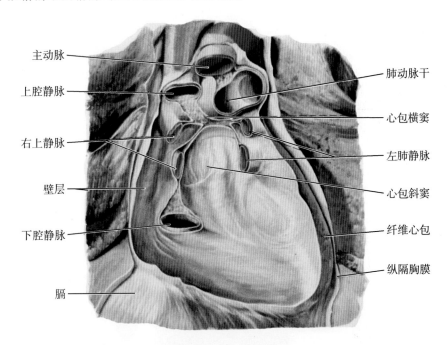

图 3-5-1-4　心包后壁

（引自：郭光文，王序主编．人体解剖彩色图谱．北京：人民卫生出版社，1986）

三、心脏表面结构

（一）心尖

由左心室构成，它圆钝，游离，朝向左前下方，与左胸前壁接近，可于左侧第 5 肋间隙锁骨中线内侧 1~2cm 处触及心尖搏动。

（二）心底

大部分由左心房和小部分的右心房构成,朝向右后上方。

（三）心脏前面

心脏的前面位于胸骨和肋骨的后面,位置相当于第 3~6 肋软骨水平,心房位于后上方,心室在前下方。其前上方只能看到左、右心房的心耳部分,并部分覆盖左右心室。

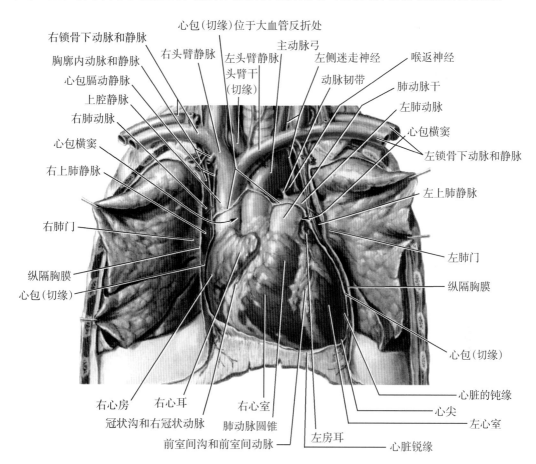

图 3-5-1-5　心脏前面观及毗邻结构

（引自：王怀经主译.奈特人体解剖彩色图谱.第 3 版.北京:人民卫生出版社,2005）

（四）心脏下面

即膈面,由心室面构成,位于横膈的中心腱及其左侧部。

（五）心脏后面

由左、右心房的后壁构成,上界到达肺动脉的左右分支,下界为后冠状沟,左界为左心房的左缘,右界为右心房的右缘。在卧位时,心房相当于第 5~8 胸椎水平,立位时相当于第 6~9 胸椎水平。

（六）心脏右缘

右心室的前壁的边缘构成了心室的右缘(亦称锐缘)。

(七)心脏左缘

心室的左 1/3 为左心室前壁,其边缘构成了心室的左缘。

心房与心室在表面以沟为界,心房与心室之间分隔称作冠状沟,左、右心房之间的分隔称作房间沟,左、右心室之间的分隔称作室间沟。沟内分布有大的冠状动脉、静脉和脂肪组织。因此沟的境界并不十分清晰。室间沟在心尖的右侧构成的凹陷,称为心尖切迹。心尖位于左心室侧。

(八)冠状沟

前方被肺动脉干所中断,是右上方的心房和左下方心室表面的分界。

(九)前室间沟

在心脏胸肋面的偏左侧,亦称前纵沟。

(十)后室间沟

在心脏膈面的偏右侧,亦称后纵沟。

(十一)房室交点

心脏后面和膈面的房间沟、室间沟与后冠状沟的交汇。是心表面的一个重要标志,此处为心室与心房的心后面相互交接的地方,其深面有重要的血管和神经等结构。

(十二)心尖切迹

前、后室间沟在心尖右侧的汇合处构成略微凹陷,称为心尖切迹。

(十三)心脏的正后壁

膈面近冠状沟区称为正后壁。

右心室表面的心外膜有较多的脂肪组织,且随年龄增长而增多,尤其老年人,脂肪组织还常伸入右室壁内;与此相反,左心室表面的心外膜内脂肪组织较少,除非室壁萎缩或合并肥胖。

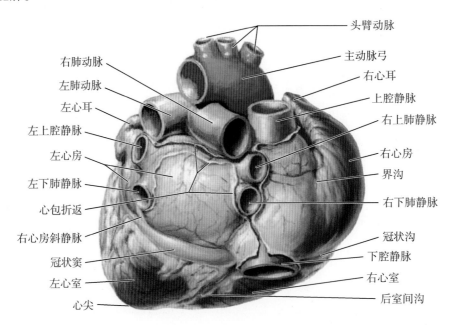

右肺动脉
左肺动脉
左心耳
左上腔静脉
左心房
左下肺静脉
心包折返
右心房斜静脉
冠状窦
左心室
心尖

头臂动脉
主动脉弓
右心耳
上腔静脉
右上肺静脉
右心房
界沟
右下肺静脉
冠状沟
下腔静脉
右心室
后室间沟

图 3-5-1-6 心脏的后面观

(引自:王怀经主译. 奈特人体解剖彩色图谱. 第 3 版. 北京:人民卫生出版社,2005)

四、心腔内结构

心脏内部结构是中空性的,由房室间隔将左右心分隔成左、右心房和左、右心室四个腔。

(一) 左心房

构成心底的大部,较右心房小,位于右心房的左后方。前方有肺动脉干和主动脉根部,后面构成心底的大部和心包斜窦的前壁。左房壁较右房略厚。

1. 左心耳　自左心房的左上角突向肺动脉干前方,覆盖在肺动脉干根部左侧及左冠状沟前部。毗邻二尖瓣,常为心外科最常用手术入路之一。左心耳狭长、弯曲,且心耳缘比右心耳有更深的锯齿状切迹。

2. 房肺沟　左心耳与肺动脉干间的间隙,超声心动图影像学上称为"房肺沟",其间有左冠状动脉主干。肺静脉从左房后上部汇入,一般情况下每边两个,但也有肺静脉融合后再汇入的。肺静脉入口都无瓣叶。

3. 左心房窦　即左心房的固有心房,腔的内面光滑。后壁两侧各有一对肺静脉开口,开口处无静脉瓣。通过左房室口,左心房窦的前下部与左心室相通。

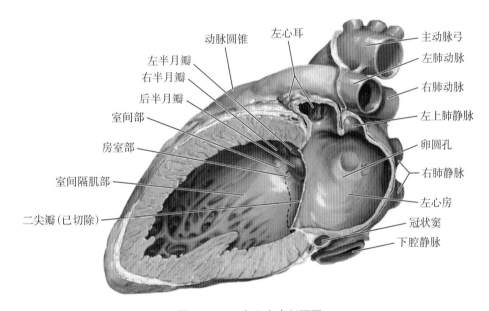

图 3-5-1-7　左心室房剖面图

(Frank H. Netter, Atlas of Human Anatomy)

(二) 右心房

位于心的右侧靠上,该房腔的容积较大,壁比较薄。近似呈四方形的腔。后部内壁光滑,由胚胎时静脉窦的右角吸收后形成,称为腔静脉窦(sinus venarum cavarum)。腔静脉窦位于右心房的后部,内壁光滑,无肌性隆起,内有上下腔静脉口和冠状窦口。前部为右心耳,由胚胎时的原始心房发育而成,略呈三角形。右心房内壁前、后两部间以肌性隆起的界嵴为界。

1. 界嵴　起自右房间隔的顶部,沿上腔静脉口前方延伸到下腔静脉口右缘,并经下

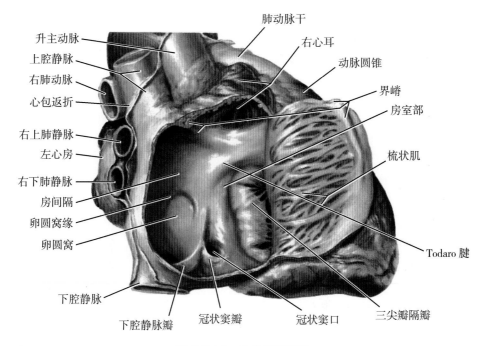

图 3-5-1-8　右心房剖面图
（Frank H. Netter, Atlas of Human Anatomy）

腔静脉瓣右角会合到达卵圆窝缘。

2. 界沟　界嵴在右心房的心外膜面,与界嵴相应的浅沟称为界沟。

3. 上腔静脉口　开口于右心房的右上方,开口处无瓣膜。

4. 下腔静脉口　开口于后下方近房间隔处,开口前缘有一半月形的下腔静脉瓣,其凹缘游离。

5. 冠状窦口　它开口于下腔静脉口与右房室口之间,它的开口边缘亦常有瓣膜,且常有变异,形态多样。如瓣膜呈网状,称为恰里网（Chiari net）,是瓣的一种变异。

6. 卵圆窝　房间隔中下部,下腔静脉开口左上方的卵圆形凹陷区称为卵圆窝。其基底部由胚胎心脏的第一房间隔形成,窝的上缘和前缘较隆起,由胚胎心脏第二房间隔的游离缘形成,是心脏介入手术过程中房间隔穿刺的理想部位。

7. 主动脉隆突　在房间隔的前上部是右心房的内侧壁,由主动脉窦向右心房突起,称为主动脉隆突,是心脏导管术中的比较重要的标志。

8. Koch 三角　在右心房的冠状窦口前内侧缘、三尖瓣膈侧尖附着缘和 Todaro 腱围成的三角区域称作 Koch 三角。

（三）左心室

呈圆锥状,比右心室大,横断面呈卵圆形,壁厚约为右心室的 3 倍（厚度为 8~12mm）。左心室的游离壁及室间隔,除主动脉瓣下区处之外,均有肌小梁突入心腔。左心室的肉柱（即肌小梁）较右心室细小（造影时常据此相互鉴别）,心壁肌肉的最薄弱处为心尖处。

1. 左室流出道

（1）主动脉口:圆形的孔,孔径约 2.5cm,面积约 4cm^2,位于左房室口的右前方,左心室主动脉前庭区的上方。

（2）主动脉瓣：由三个围绕主动脉口的半月形瓣组成，称为半月瓣。两个在后，一个在前，其结构和附着方式同肺动脉瓣。

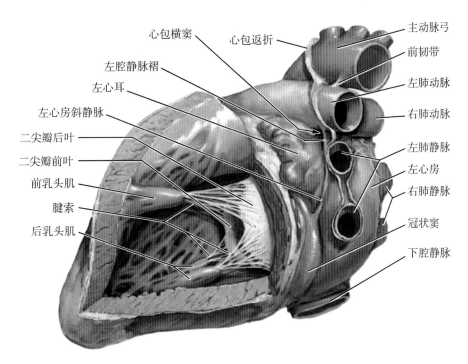

图 3-5-1-9 左心室剖面图

（Frank H. Netter, Atlas of Human Anatomy）

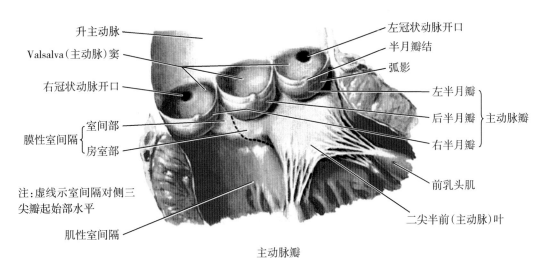

图 3-5-1-10 主动脉瓣剖面图

（Frank H. Netter, Atlas of Human Anatomy）

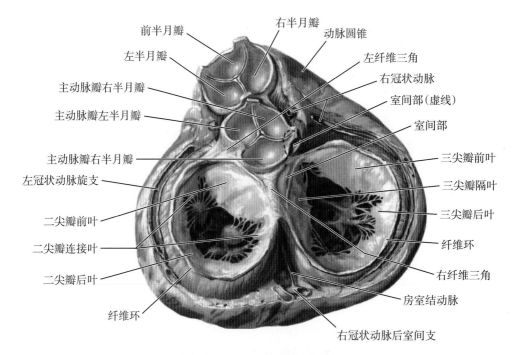

图 3-5-1-11 心脏瓣膜剖面图
(Frank H. Netter, Atlas of Human Anatomy)

（3）主动脉窦：指主动脉基部与瓣膜相对应区也有 3 个窦状扩张，即 Valsalva 窦。其前窦（右冠状窦）壁有右冠状动脉发出，左后窦（左冠状窦）壁有左冠状动脉发出，右后窦（无冠状窦）无冠状动脉。右冠状窦和无冠状窦的基部与室间隔膜部上缘相接，无冠状窦的左半侧和左冠状窦的基部与左房室瓣前瓣的基部附着在同一纤维环上，且两者间无肌性间隔，有别于右房室瓣与肺动脉间的关系。

（4）主动脉环：它并不是一个完整的圆形环，而是沿瓣附着部上下起伏的纤维性索条，且在左房室瓣口部与左房室瓣环融合成一体，因此，在病理状态下二者间常相互影响，病损也较易由一个瓣延及另一个瓣。

2. 左室流入道

（1）左房室口：即二尖瓣口，位于左心房的后下方，主动脉口的左方，基部为致密的纤维组织环，环上有两个瓣叶附着，较宽大的一个位于房室口的右前方，介于主动脉口和左房室口之间，称为前瓣或大瓣，呈椭圆形；较窄的一个瓣位于房室口的右后方，称为后瓣或小瓣，呈镰刀形。因前瓣基部较短，后瓣基部较长，故两瓣的面积大致接近。

（2）瓣叶的闭合线：指仅在近瓣缘部有程度不等的崤状隆起的线状结构，瓣叶的心房面光滑。闭合线与瓣叶游离缘间较厚，且表面不平，该区的心室面是腱索的主要附着部位，后瓣的腱索除游离缘处外，基部亦有腱索附着。

（3）交界区：指前后两瓣叶间的裂口状凹陷，它正对准前、后乳头肌。前乳头肌（亦称前侧乳头肌）上的腱索与前瓣的前部及后瓣的前部相连，后乳头肌（亦称后隔乳头肌）上的腱索与前瓣的后侧部及后瓣的后部相连。

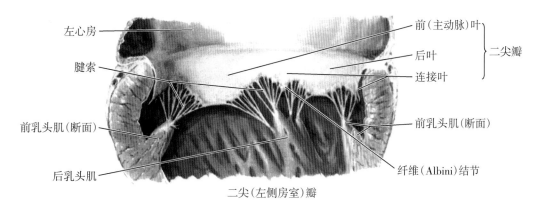

图 3-5-1-12 二尖瓣剖面图
(Frank H. Netter, Atlas of Human Anatomy)

(四) 右心室

胸骨左缘第 4、5 肋软骨的后方,在右心房的前下方,前壁与胸廓相邻,介于右冠状沟、前室间沟、心右缘以及肺动脉口平面之间,构成胸肋面的大部分。

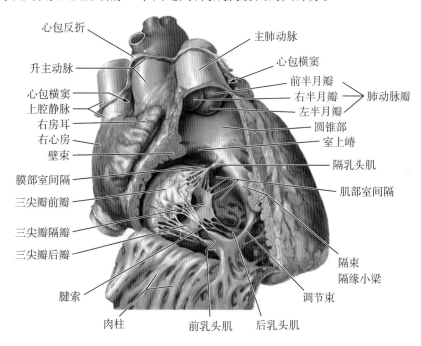

图 3-5-1-13 右心室腔及右房剖面图
(Frank H. Netter, Atlas of Human Anatomy)

1. 右心室流出道

(1) 肺动脉口:位于右心室漏斗部的顶端,直径为 2~3cm。肺动脉瓣附着于它的根部,由 3 个半月瓣构成,两个瓣位置在前,一个瓣在后。

(2) 肺动脉窦:为肺动脉根部的 3 个轻度外隆的空间。

(3) 右心室的圆锥部:指右心室的左上部呈下宽上窄的圆锥状,也称为漏斗部,是胚胎时右心室心球部的残余部分,肺动脉干由此处发出。成年人右心室壁的厚度各部不一,心底部较厚,近心尖较薄,平均厚度约 4mm。圆锥部内壁光滑,其余各部内壁均有肌小梁隆起,大部分一侧附着在心壁,一侧突入心腔,但也有两端固定、中间游离的肌束。

(4) 室上嵴:即右心室腔的一弓形的肌性隆起。室上嵴位于右室流入道与流出道之间,由漏斗隔、隔带和壁带三部分组成,它将右心室分成后下方的窦部和漏斗部两部分。

2. 右心室流入道　从右房室口到近心尖部为右心室腔,其前壁稍膨隆,是右心室的游离壁,左后侧壁由室间隔构成。因室间隔中部突向右心室,故横断面右心室呈半月形环抱左心室。

右房室口:即三尖瓣口,位于右心房与右心室间,开口边缘有纤维环绕形成的瓣环,并有瓣膜附着,由于右心房室瓣有 3 个三角形的瓣叶,故其亦称为三尖瓣。三个瓣叶分别称为前瓣、后瓣和隔瓣。瓣叶的基部大部与瓣环连接,只有隔瓣的前侧部附着于膜部室间隔上,并将其分隔成右上的心房部和前下的右心室部,前者分隔右心房与左心室主动脉前庭区,如此部出现缺损,就会形成左室右房通道;后者分隔右心室与左心室主动脉前庭区,此部位缺损,就是膜部室间隔缺损,但室间隔缺损者常伴有瓣叶附着部位和传导束走向的变异。

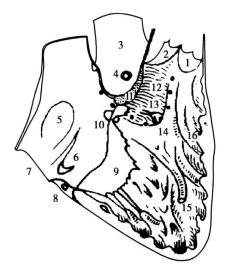

图 3-5-1-14　右心室剖面图及室上嵴的形态

1. 肺动脉瓣左瓣　2. 脉动脉瓣右瓣　3. 升主动脉　4. 右冠状动脉起始部　5. 卵圆窝　6. 冠状窦口　7. 下腔静脉　8. 右冠状动脉　9. 三尖瓣隔侧瓣　10. 室间隔膜部　11. 室上嵴壁带(断面)　12. 漏斗隔　13. 锥状乳头肌　14. 室上嵴隔带　15. 隔缘肉柱　16. 斜带

注:8 个圆点为左侧的主动脉右瓣环在室上嵴上的投影

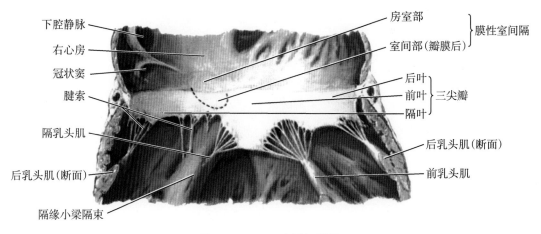

图 3-5-1-15　三尖瓣剖面图

(Frank H. Netter, Atlas of Human Anatomy)

右房室瓣的瓣叶以前叶最大,位于房室口与圆锥部之间;后叶最小,位于右后侧。隔瓣大部附着于室间隔。瓣叶间的连接部称为交界区或瓣膜联合部,其上有主腱索附着,亦即乳头肌正对着瓣叶的交界区,乳头肌上发出的其他腱索分别附着于相邻的两个瓣叶缘上。瓣叶交界的位置以前隔交界处为最高,后隔交界处为最低。

与瓣叶交界相应的三个乳头肌分别是前、后及隔乳头肌。前乳头肌附着于右心室游离壁的前侧近室间隔处;后乳头肌附着于右心室游离壁后侧近室间隔处;隔乳头肌较小,基部附着于室上嵴,故隔乳头肌又称圆锥乳头肌。

五、心肌结构

心壁由心肌纤维构成,外面有心外膜覆盖,内面有心内膜覆盖。心内膜光滑、透明,与大血管的内膜相互连接。心脏的瓣膜由两层内膜间夹有纤维组织和弹力纤维构成。

主动脉环与肺动脉环间有漏斗韧带相连。这些环和纤维三角构成心脏的纤维骨架,是心肌、瓣膜和各大动脉的附着点。

心壁的肌肉分为心房纤维、心室纤维和传导纤维。心房纤维和心室纤维在结构方面属于同一类型,在功能上分开,两者间只有传导纤维连接。

心房和心室的肌纤维均可分为深、浅两层。

浅层肌:心房的浅层肌为两个心房所共有;心室浅层肌中起自漏斗韧带、肺动脉干、左纤维三角及左房室环者,为浅层球螺旋肌;起自右房室瓣口者为浅层窦螺旋肌。球螺旋肌主要覆盖于心脏的膈面;窦螺旋肌主要覆盖于右室后壁基部和前壁的大部分。两组肌纤维伸展到心尖形成漩涡,穿入心室内面,直接或经乳头肌、腱索连接到房室环。

中层肌:肌纤维环形,分别环绕左右心室,亦有联系左右心室的S形肌纤维。

深层肌:心房的深层肌为各心房所固有。深层窦螺旋肌位于浅层肌的深部,围绕于两个心室的心底部;深层球螺旋肌只围绕于左心室底部的内侧心壁。

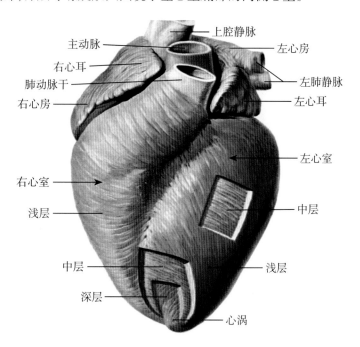

图 3-5-1-16　心肌结构图

(引自:郭光文,王序主编.人体解剖彩色图谱.北京:人民卫生出版社,1986)

第二节 冠状动脉

一、正常冠状动脉结构

冠状动脉(冠脉)是提供心脏血液供应、营养心脏的动脉系统。多为左、右两个开口分成3根主支,绝大多数起自升主动脉根部的主动脉窦部,行走于心脏表面。正常情况下,它对血液的阻力很小,小于总体冠状动脉阻力的5%,从心外膜动脉进入心壁的血管,一类呈丛状分散支配心室壁的外、中层心肌;一类是垂直进入室壁直达心内膜下(即穿支),直径几乎不减,并在心内膜下与其他穿支构成弓状网络,然后再分出微动脉和毛细血管。丛支和穿支在心肌纤维间形成丰富的毛细血管网,供给心肌血液。由于冠状动脉在心肌表面行走,故极易受心肌收缩挤压的影响。心脏收缩时,血液不易通过,心脏舒张时,心脏方能得到足够的血流,此为冠状动脉供血特点。人类心肌毛细血管的密度很高,约为每平方米2500根,相当于每个心肌细胞伴随一根毛细血管,此有利于心肌细胞摄取氧和进行物质交换。冠状动脉之间存在着丰富的吻合支或侧支血管。冠状动脉虽小,但血流量很大,约占整个心输出量的5%,这就保证了心脏有足够的营养,维持它有力地昼夜不停地跳动。冠状动脉常伴行有冠状静脉,收集代谢后的静脉血,汇集于冠状静脉窦,再回流到右心房。

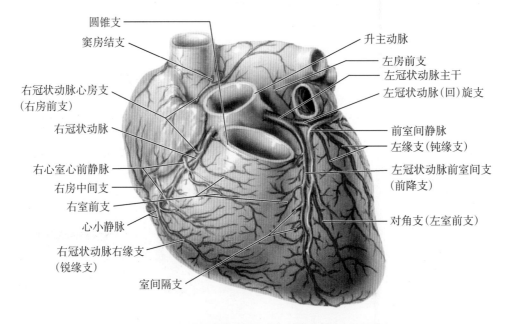

图 3-5-2-1 冠状动脉、静脉分布与走行图(胸肋面观)
(引自:王怀经主译. 奈特人体解剖彩色图谱. 第3版. 北京:人民卫生出版社,1986)

(一) 左冠状动脉

1. 左主干 自左后窦发出,左主干走行于肺动脉干与左心耳之间的房肺沟内,包埋于心外膜深面脂肪中,向左行走于肺动脉与左心房之间;总干的长度不一,成人在0.1~2.8cm之间。当到达左冠状沟部时,分成前降支和回旋支。无左主干的左冠状动脉很

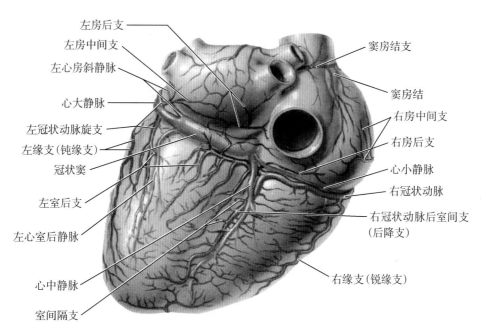

左房后支
左房中间支
左心房斜静脉
心大静脉
左冠状动脉旋支
左缘支(钝缘支)
冠状窦
左室后支
左心室后静脉
心中静脉
室间隔支

窦房结支
窦房结
右房中间支
右房后支
心小静脉
右冠状动脉
右冠状动脉后室间支
(后降支)
右缘支(锐缘支)

图 3-5-2-2　冠状动脉、静脉分布与走行图(膈面观)
(引自:王怀经主译.奈特人体解剖彩色图谱.第 3 版.北京:人民卫生出版社,2005)

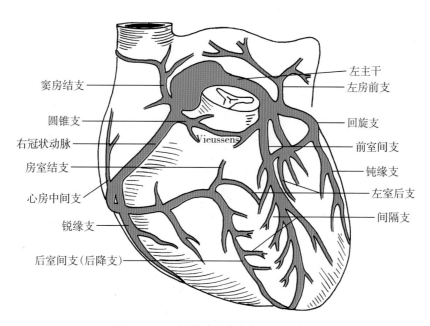

窦房结支
圆锥支
右冠状动脉
房室结支
心房中间支
锐缘支
后室间支(后降支)

Vieussens

左主干
左房前支
回旋支
前室间支
钝缘支
左室后支
间隔支

图 3-5-2-3　冠状动脉分布与走行示意图
(引自:郭光文,王序主编.人体解剖彩色图谱.北京:人民卫生出版社,1986)

少见,其前降支和左回旋支常并列开口于左冠状窦。

2. 前降支 或称为前室间支,沿前室间沟下行到心尖部,经心尖切迹转向心脏膈面,终止于后室间沟的下 1/3 部。沿途发出的分支分布到前室间沟及两旁的左、右心室前壁、心尖部、心脏膈面下 1/3 及室间隔的前 2/3 区域。其主要分支有:

(1) 左室前支:又称对角支或斜角支,由前降支近中段发出,分布到左心室前壁的分支。如自前降支与回旋支中间发出,则称为中间动脉或中间支。临床放射学对对角支的定义与解剖学不同,在临床放射学方面,对角支是指从前降支发出分布到左心室前壁的分支,一般有 1~3 支;而解剖学所称的对角支通常只有 1 支或缺如。

(2) 右室前支:分布到右心室前壁者,其第 1 分支约在肺动脉瓣水平分出,分布于肺动脉漏斗部,称左漏斗支和圆锥支,此支大部分比右冠状动脉发出的右圆锥支细短,左右圆锥支相互吻合形成动脉环,称为 Vieussens 环,是常见的侧支循环。

(3) 前室间隔支:又简称为间隔支,是前降支分布于室间隔前 2/3 区域的动脉,其分支的多少及供应范围常视前降支的长短及供应的范围而异。有时前降支向左或右发出一支与前降支相伴行的副前降支,并发出小分支供给左、右心室及室间隔以及心肌深层的血液供应。

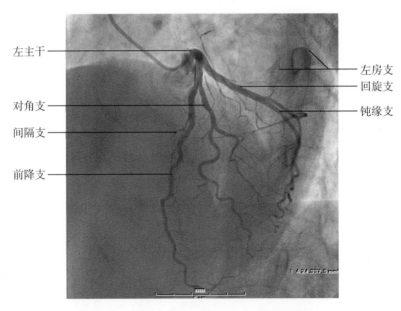

图 3-5-2-4 左冠状动脉造影左前斜位图

3. 回旋支 一般从左冠状动脉主干发出后即走行于左侧冠状沟内,在心室的左缘转向心室膈面,终于心左缘和房室交界的室间隔面及左心室后壁。回旋支沿途发出分支分布到左心房、左心室前壁心底部、左心室左缘及左心室后壁近侧缘部。一般左回旋支的长短不一,它的分布区域与右冠脉在膈面的分布区域相配合,大约有 10% 左回旋支下行至后室间沟形成后降支。其分支有:

(1) 左室前支(anterior branch of left ventricle):左室前支从左旋支始段发出,一般为 1~7 支,以 2~3 支较为常见,细而短,分布于左心室前上部。

(2) 钝缘支(1eft marginal branch):又称左缘支,多自近左缘处由回旋支发出,也有从左缘始段发出,较粗大,沿心脏左缘下行至心尖部。

(3) 左室后支(posterior branch of left ventricle):该分支数视左回旋支的长短而异,冠状动脉为右优势型者,其分支较少,仅分布于左室膈面。约10%的左回旋支可接近或越过房室交界点并形成后降支,此为鉴别冠状动脉是否是均衡型或左优势型的关键点。

(4) 左房支(1eft atrial branch):是左回旋支向上至左房的分支,其还可分出左房前支、左房中间动脉和左房后支。左房前支较恒定,也有自左回旋支发出分支到窦房结,称为窦房结动脉(sinus atrial node artery),其向后行经主动脉后方与左右心房的前部,达上腔静脉根部进入窦房结。

(5) Kugel动脉:此支由左冠脉发出,亦可由右冠脉发出,由回旋支发出者经房间隔基部向后走行到达房室结,与房室结动脉吻合,为冠脉侧支循环之一。

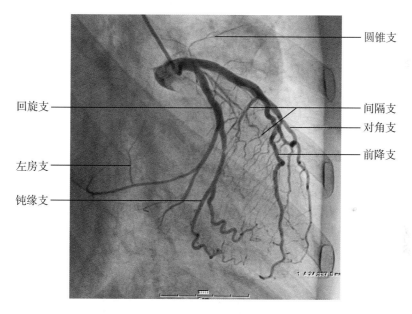

图 3-5-2-5　左冠状动脉造影右前斜位图

(二)右冠状动脉

右冠状动脉(right coronary artery)自右主动脉窦发出后,沿右侧冠状沟内走行,至房室交界区附近发出后降支。多数心脏的右冠脉自主干发出后降支前仍然在冠状沟行走,并向左心室膈面发出左室后支,该段右冠脉主干称为右旋支。右冠脉的主要分支有:

1. 右圆锥支(right conus branch)　为右冠脉发出的第1分支,分布到动脉圆锥。该支可直接起源于主动脉右窦称为副冠脉或称第三冠脉。分布在动脉圆锥的上方,相当于肺动脉瓣的高度,可见左、右冠脉圆锥支相互吻合形成动脉环(Vieussens环),为左、右冠脉重要的侧支循环途径。

2. 右室前支(anterior branch of right ventricle)　分布于右室前壁,多数有3~7个分支。第1分支常分布于肺动脉漏斗部,也称右漏斗支。分布于心脏右缘称右缘支,此支多粗大,其他至右室前壁的分支统一称为右室前支。

3. 右室后支(posterior branch of right ventricle)　多数细小、不易找到。自右主干、右

缘支、后降支以及绕过心尖的前降支等分支供应右室后壁。

4. 左室后支(posterior branch of left ventricle) 供应左心室后壁的一部分或全部血运，多数有 2~3 个分支，与后降支平行走行。

5. 后降支(posterior descending branch) 多数为右冠脉发出，为右冠状动脉走行于后室间沟内部分。

少数为左冠脉的分支，走行于后室间沟内，终止于室间沟的中、下 1/3 处。后降支向左、右心室后壁发出许多小分支，供应后纵沟附近的右、左室间隔心室壁血运，并向心室中间后部发出 6~10 支后间隔支。变异型后降支可发出室间隔后动脉，供应室间隔后下部 1/3~1/4 的心室壁血运，其约占后降支的 48%。

6. 窦房结动脉(sinus node artery，SNA) 即窦房结支，有研究显示约 48.1% 的 SNA 起自右冠状动脉，42.5% 起自左冠状动脉回旋支，6.6% 起自回旋支外后段，而各有 0.9% 来自左室后支、右冠状窦口和左冠状动脉主干等。有少数同时来自左、右冠状动脉，其主干大多从左回旋支或右冠状动脉起始部的 1~2cm 内发出。窦房结支为窦房结的供血动脉，其一旦病变受累可导致窦房结供血不足，从而引起窦性心动过缓、停搏、窦房传导阻滞等心律失常。

7. 右缘支(right marginal branch) 又称锐缘支，为一长而粗大的分支，沿后缘向心尖走行，分布于右室膈面。

8. 房室结动脉(atrioventricular node artery) 常发自右冠脉，在房室结交界处呈 U 形弯曲，穿过房间隔，分布于房室结。一旦该动脉供血不足可导致房室传导阻滞。从主动脉的前窦发出，向右前方走行于肺动脉干根部和右心耳之间，然后沿右冠状沟右行，在心脏右缘转向心脏膈面。行至房室交界区，再沿后室间沟下行，终止于后室间沟的下 2/3 处。

9. 右旋支 右冠状动脉走行于冠状沟内部分，为右冠状动脉主干。

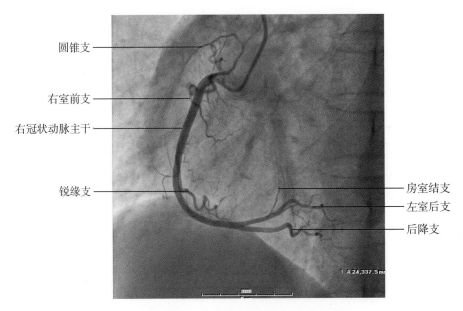

图 3-5-2-6 右冠状动脉造影左前斜位图

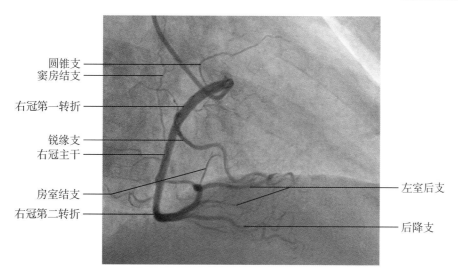

圆锥支
窦房结支
右冠第一转折
锐缘支
右冠主干
房室结支
右冠第二转折
左室后支
后降支

图 3-5-2-7 右优势型右冠状动脉造影右前斜位图

（三）冠状动脉分布类型

左、右冠状动脉的分支与终末支在心脏的胸肋面变异较小，在膈面的变异较大。由于心脏膈面冠状动脉的分布变异，因此，左、右心房的后壁，左、右心室的膈面，室间隔的后 1/3 部及房室结等的血供来源亦有相应的变异。根据前、后降支和左、右旋支分布于整个右心室膈面的不同，将冠状动脉在膈面的分布分为以下 3 种类型：

1. **右优势型** 右冠状动脉达左心室后壁，后降支由右冠状动脉延续而来，而它的左冠状动脉仅达左心室左侧缘旁的左心室后壁。右冠脉膈面除发出后降支外，并有分支分布于整个右心室膈面和左心室膈面的部分或全部。右优势型占 64%~69%。

2. **左优势型** 后降支由左回旋支延续而来，左回旋支达右心室后壁，而右冠状动脉

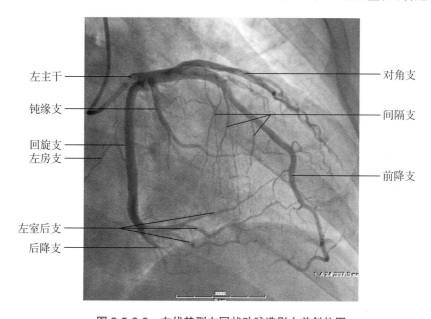

左主干
钝缘支
回旋支
左房支
左室后支
后降支
对角支
间隔支
前降支

图 3-5-2-8 左优势型左冠状动脉造影右前斜位图

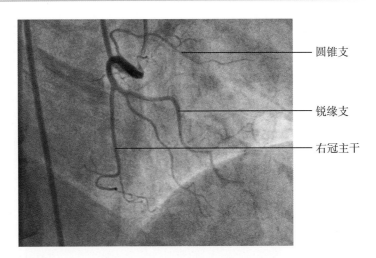

图 3-5-2-9　左优势型右冠状动脉造影右前斜位图

仅达右心室右缘近旁的右心室后壁。左冠脉除分支分布于左心室膈面外,发出后降支,分支至右心室膈面的一部分。左优势型占 5.6%~6.0%。

3. 均衡型　左心室后壁由左回旋支供应,右心室后壁由右冠状动脉供应。两侧心室的膈面各由本侧冠脉供血,互不越过房室交界处,后降支为左、右冠脉分出,或同时来自左、右冠状动脉。均衡型占 25%~30%。

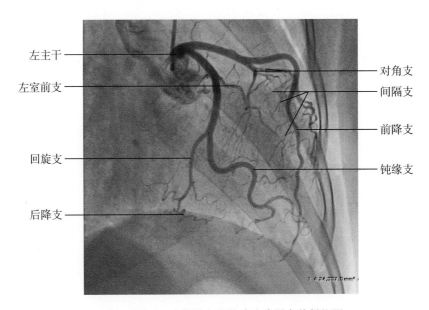

图 3-5-2-10　均衡型左冠状动脉造影右前斜位图

(四)心脏传导系统的血液供应

1. 左、右心房前支　由左、右冠脉发出,分布于左、右心房前壁及心耳的分支。右心房前支起自距右冠脉开口 0.1~4.05cm,左心房前支起点除个别起自左主干外,其余均起自于右旋支 0.1~3.5cm 处,重要的分支有窦房结动脉和 Kugel 动脉。

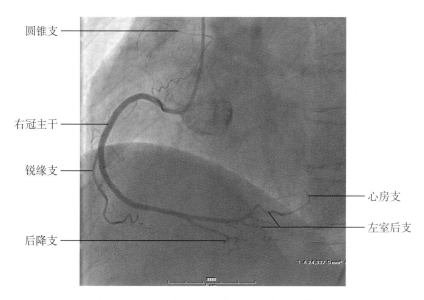

图 3-5-2-11 均衡型右冠状动脉造影右前斜位图

（1）窦房结动脉：窦房结动脉 48%~65% 起自右冠状动脉，35%~42% 起自左冠脉，偶尔亦可起自双侧冠脉，其口径 1.1~2.2mm。右窦房结动脉自主干发出后，被右心耳所掩盖，在心外膜下心肌下行走，朝心房前壁向上，向内达前房间沟，在沟内继续上升，终止在上腔静脉的根部。左窦房结动脉从起始点出发沿左房前壁右行，潜入心房肌内，斜向穿过前房间沟到达上腔静脉根部，以同样方式绕上腔静脉口而终止。窦房结动脉除供应窦房结血运外，在行程中有很多分支至左、右心房壁，并与其他分支吻合。

（2）Kugel 动脉：通常由右冠脉后侧发出，或从左回旋支近端发出，亦可为窦房结动脉的分支。该支在主动脉根部的后方，沿心房前壁达前房间沟的下部，穿入房间隔内，在卵圆窝及冠状窦口的下方向后行至房室交界区，为侧支循环的重要途径之一。

2. 左心房旋支　起自左回旋支，一部分起自左回旋支的分支或左窦房结动脉，口径为 1.2~2.3mm，走向与左回旋支平行，位于左房基底部。沿途有分支至左心房壁，终止于左心房后壁，偶尔有分支到左心室后壁，供给左心室后壁的上部血运，与心房其他动脉可相互吻合。

3. 左、右心房中间支　心房中间支较恒定，口径为 0.4~1.5mm，发出后垂直向上行，沿途有分支至右心房外侧壁的后壁。

4. 左、右心房后支　右心房后支绝大多数来自右冠脉（95%），少数来自左冠脉（5%），较细小，口径为 0.4~1.8mm，多数分布在房室沟上方 1cm 范围内。左心房后支 51% 来自左冠脉，49% 来自右冠脉，较右心房后支粗大。

5. 房室结动脉　位于心脏膈面交界区附近，80%~97% 起自右冠脉，3%~20% 起自左冠脉。房室结动脉较细小，口径 0.1~0.15mm，行走于房室交界的深面，多数在左后房室口中间走行。

（五）室间隔的血液供应

室间隔的血液供应来自前、后室间隔支，前、后降支及房室结动脉等，偶见于后上间隔和降间隔动脉。

1. 室间隔前动脉 发自左前降支动脉,偶发自左主干,走行自前向后,分布于室中隔前 2/3~3/4。传导组织的左束支前半部和右束支的大部分位于室中隔前部,当左冠脉发生堵塞时,可以发生左束支、右束支的传导阻滞。

2. 室间隔后动脉 沿后纵沟自后降支和前降支由后向前行,轻度斜向心尖,贴近室间隔的右室面,分布于室间隔的后 1/4~1/3 区域及房室结区。

3. 房室结动脉 发出后沿室间隔上缘向前,分支达三尖瓣附着缘以上的房室结区。

4. 后上间隔动脉 常在房室交界区附近发自右冠脉或右旋支,少数来自左室或右室后支,走行斜向前下或与后降支平行,分布于室间隔的后上 1/4~1/3。

5. 降间隔动脉 又称室上嵴支或上间隔动脉。常发自右冠脉起始段(52%),或直接发自主动脉窦(40%),少数发自右副冠脉(8%),走向沿主动脉根部下降,在室间隔上缘前、中 1/3 交界区继续下降,达室间隔中间区,分布于室间隔的上 1/4~1/2 区。室间隔是左右冠脉互相吻合的常见部位。

(六)室壁及乳头肌的血液供应

心室壁内的动脉分支常以直角方向从心外膜下动脉干发出后,进入心肌内,其走行和分布有两种形式。

1. 分支型动脉 冠状动脉主干及其分支常以直角方向穿过整个心肌层一直至心内膜层:从主干分出后,很快分出许多瀑布状的分支,其分支直径在 400~1500μm 之间。沿途直径逐渐变小,不断有分支向周围分出,直至内膜下形成吻合网,不直接进入肉柱和乳头肌。

2. 直引型动脉 分支很少,最大直径为 500μm 在其到达心内膜下层时,与分支型动脉的分支共同构成心内膜下血管丛,与乳头肌动脉构成吻合在心外膜下心肌内,上述动脉在主要分支发出前,有分支走向心外膜层,并与外膜下动脉交通,其终末分支沿主动脉方向行走,但在毛细血管前的细动脉以各种方向穿过心肌至心肌壁的中部,分支方向多呈直角,并发出少数分支。

3. 乳头肌的血液供应 常依其表面分布的动脉支而异,乳头肌内部动脉支的分布又因乳头肌的类型而异,一般呈轴状型、节段型和混合型 3 类。有研究表明,乳头肌的动脉为直引型动脉的一种特殊类型,这些血管在乳头肌内部和外部形成丰富的血管网:乳头肌是心内膜下心肌的一部分,是冠状动脉供应的最远端,极易受冠脉灌注压下降的影响和出现缺血性损伤。乳头肌损伤严重者可引起二尖瓣关闭不全。

(七)漏斗部供血和副冠状动脉

1. 漏斗部或右室流出道(圆锥部)的血液供应来自右冠脉的右室前支,包括漏斗动脉支。漏斗动脉支可以成为独立的动脉,直接发自主动脉窦,左、右漏斗动脉可以相互吻合。在冠脉发生堵塞时,具有重要的代偿作用。

2. 副冠状动脉,即右圆锥动脉直接发自主动脉窦者,又称第 3 冠脉,分支细小,相当于冠脉的第 3 级分支。 副冠状动脉起源于右主动脉窦者占绝大多数,其检出率常为 43.5%~56.5%。当右冠脉的起始段发生堵塞时,右室游离壁包括漏斗部的血液供应与右优势型房室结及部分左心室后壁的血液供应同时受限。由于右室漏斗部组织结构特殊和右心室的重要性,如其遭损伤和破坏,将导致右心输出量下降和右房压升高,最终引起右心衰竭。

二、冠状动脉的血管壁

冠状动脉从最大的动脉到最小的动脉,其管腔由大到小,管壁由厚变薄,各部结构组成不同,但是是渐变的,其间没有截然的分界。冠状动脉从主动脉发出,它的起始部分中膜仍有较多的弹性纤维,其后才过渡到中膜以平滑肌为主要成分的肌性动脉。冠状动脉的心表部分多数在心外膜的脂肪组织间,只有极少数进入肌间后再返回心外膜。冠状动脉进入心肌层后,大分支几乎垂直于心肌间穿行,随着发出的分支增多,中膜平滑肌层数减少,直径大约在 50μm 移行为微动脉,且与心肌组织融为一体,构成心肌的微循环网络体系。

三、冠状动脉的吻合与侧支循环

(一)冠脉侧支循环形成机制

过去认为冠状动脉侧支循环是先天就已存在的,仅在需要时开放、延伸及塑形,其被动开放的机制及其促进因素一直是多年来人们研究的焦点。自从 20 世纪 80 年代中期"血管生成"理论出现后,冠心病发展过程中冠脉侧支血管生长的机制的研究有了质的飞跃。目前,许多研究结果表明,血管生成及血管重塑是冠脉侧支血管生长的两种直接形式,而后者起主要作用。

血管生成是指微血管通过发芽的形式形成新生的毛细血管的过程,它导致毛细血管网的形成。在血管造影影像学上,血管生成引起毛细血管密度增加,因此常用造影剂密度增加程度加以评估。

血管重塑是指原有的微动脉血管壁细胞分裂、增殖,管腔增粗,变成较大的动脉并形成名副其实的侧支血管。在发生急性或慢性血管阻塞后,这些绕过闭塞部位的血管具有增殖能力,可使内腔显著扩大以增强濒危缺血部位的灌注。目前一个重要的发现就是侧支血管的增生不是一个被动扩张,而是一个主动增生并血管重塑的过程。

(二)冠状动脉的吻合与侧支循环

1. 冠脉间侧支吻合　冠状动脉之间的吻合是形成冠脉侧支循环的基础。其中以左右冠脉间的吻合最为重要,包括左右冠脉圆锥支间的吻合;房间隔底部连接心脏前后动脉的吻合即前房间隔动脉(kugel 动脉);左房后支与房室结动脉的吻合;窦房结动脉和心房支的吻合;左、右冠脉和室间隔支间的吻合。动脉的吻合在房室间隔、心尖、房室交界点、右室前面及窦房结动脉与其他心房支之间较多。两个心室的心内膜下亦有相互吻合。有研究证明,急性冠脉闭塞者侧支循环之间相互并不一定起作用,能否建立有效的侧支循环往往与冠脉闭塞的速度有关。具有侧支循环功能的动脉吻合血管显著弯曲呈螺旋状,慢性冠脉供血不足的人,在长期的病程中其心功能的恢复和改善可能与其侧支循环的建立有关。左室前支、右室前支及左回旋支、对角支及室间隔动脉是左、右冠脉间相互吻合与侧支形成的常见部位。

2. 冠脉内侧支吻合　冠脉内侧支吻合是指同一个冠脉分支间的吻合。一般来说,在活体中进行冠脉造影显示的此类侧支的发生率低于冠脉间侧支。左冠状动脉的冠脉内侧支较右冠脉更常见,这可能是由于它的解剖学上的分离特点导致,即分成前降支及回旋支两大分支。每一支都可能出现近段高度狭窄或闭塞。在大多数病例中,这些侧支的确起

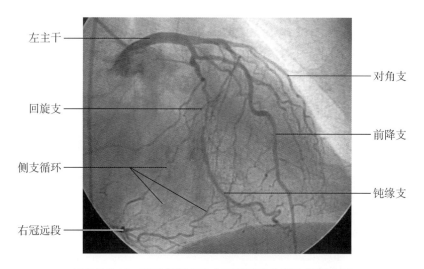

左主干

对角支

回旋支

前降支

侧支循环

右冠远段

钝缘支

图 3-5-2-12　冠脉间侧支吻合冠状动脉造影左前斜位图

着沟通两大分支的作用。潜在的冠脉内侧支吻合有：

（1）位于左心室游离侧壁，心外膜上的侧支连接回旋支的钝缘支和前降支的对角支。如果中间支存在，它也可替代成为供者或受者。

（2）局限于左前降支分布范围内，可见于左前降支与单只或多只对角支之间，或见于室间隔，连接近段与远段间隔支，为闭塞段较短的前降支提供相应的侧支旁路。

（3）局限于回旋支分布范围内，可见于左心室后壁，连接第一与第二钝缘支。同样的回旋支的闭塞也可由左房旋动脉提供吻合。

（4）位于阻塞部位的直接旁路吻合。

（5）右心室的游离壁上，右冠脉近段和远段分支的侧支连接。此类的代表为右冠状动脉基底部闭塞时圆锥支与锐缘支之间的沟通。

（6）右冠状动脉远段分支通过共存的间隔侧支或房室结动脉相沟通。

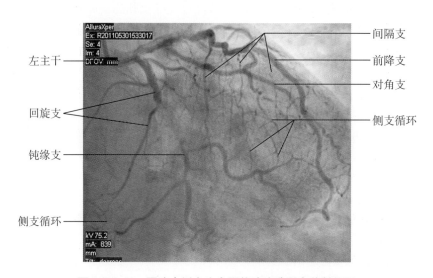

左主干

间隔支

前降支

对角支

回旋支

侧支循环

钝缘支

侧支循环

图 3-5-2-13　冠脉内侧支吻合冠状动脉造影右前斜位图

3. 冠状动脉和心外动脉的吻合　冠脉在心房和大血管根部的血管网通过心包反折外的心包动脉网与支气管动脉、食管动脉、胸廓内动脉相互吻合。

4. 冠状动脉与心腔之间的吻合　冠脉造影证实,有的小动脉直接和心腔相通,称为"动脉心腔血管",它具有静脉结构特征。有的小动脉通过心肌窦样管与心腔相通,有的则通过毛细血管经心最小静脉与心腔相通。

四、冠状动脉解剖变异

冠状动脉解剖变异是指冠状动脉先天性起源、走行及连接于非正常解剖部位的一类罕见畸形,主要包括冠状动脉及分支起源异常、单支冠状动脉、冠状动脉瘘及壁冠状动脉,主要是冠状动脉起源异常。冠状动脉变异在先天性心脏病的发生率各文献报道差异较大,迄今为止,冠状动脉变异发生率尚不一致,也不确切,为 0.3%~5.64%。冠状动脉解剖变异可分为两种情况,一部分冠状动脉变异是一种"完全正常的变异",即冠状动脉仅仅是起源于升主动脉的开口而本身不引起任何症状,只有当冠状动脉因走行异常或升主动脉扩张引起冠状动脉狭窄和闭塞时,或冠状动脉本身病变时才引起胸痛、心前区不适等心绞痛症状。而另一部分冠状动脉变异则可引起严重的后果,例如出现心律失常、充血性心力衰竭、心肌梗死的症状,甚至猝死等。冠状动脉解剖变异大致分为 4 大类。

(一)冠状动脉起源与走行异常

主要归纳有以下几种。

1. 左冠状动脉主干缺失(即前降支和回旋支分别开口于主动脉窦)。

2. 冠状动脉开口部位异常,但仍位于冠状窦内且接近正常开口位置,或主动脉根部附近。包括开口部位偏高或者偏低以及位于窦管交界处(即冠状窦与主动脉联合部)。

3. 冠状动脉开口不在通常的主动脉窦内。其中包括:冠状动脉开口位于主动脉窦右后部、升主动脉、左心室、右心室、肺动脉、肺动脉分支、主动脉弓、无名动脉、右侧颈动脉、乳内动脉、支气管动脉、锁骨下动脉、降主动脉等等。

4. 冠脉开口异常,包括共同开口或单冠畸形。

(1) 右冠起自左前窦合并走行异常。包括走行于后室间沟或心后部、主动脉后部、间隔内、主动脉肺动脉之间或壁内走行、肺动脉流出道前部、室间沟后前部(环绕状)。

(2) 前降支起自右前窦合并走行异常,包括走行于间隔内、主动脉肺动脉之间或壁内走行、肺动脉流出道前部、室间沟后前部(环绕状)。

(3) 回旋支起自右前窦合并走行异常。包括走行于后室间沟、主动脉后部。

(4) 左冠状动脉起自右前冠状窦合并走行异常。包括走行于后室间沟、主动脉后部、间隔内、主动脉肺动脉之间或壁内走行、肺动脉流出道前部、室间沟后前部。

5. 单冠状动脉,仅有右或者左冠状动脉。参见 4。

(二)冠状动脉内在解剖异常

主要有以下几种:

1. 先天性冠脉(如左冠脉、右冠脉、前降支或回旋支等)开口狭窄或开口闭锁。

2. 冠状动脉扩张或冠状动脉瘤。

3. 冠状动脉缺如。

4. 冠状动脉发育不良。

5. 壁冠状动脉或肌桥。

6. 冠状动脉走行于心内膜下。

7. 冠脉交叉走行。

8. 后降支起源于前降支或间隔穿支。

9. 第一间隔支异位起源。

10. 右冠状动脉分离开口。包括后降支近段及远段均由右冠脉发出,后降支近段均发自右冠脉而后降支远段则来自前降支,起自右冠脉与回旋支的两支后降支平行或共同走行。

11. 前降支分离开口。包括前降支合并粗大的第一间隔支,双前降支或者两个前降支并行。

12. 第一间隔支起源异常。包括第一间隔支起源于右冠脉、右窦、前降支、回旋支或其他分支。

(三)冠状动脉终端变异

1. 冠状动脉的小动脉或毛细血管分支数目减少。

2. 冠状动脉瘘。血流从左或右冠状动脉冠经冠状动脉瘘管分流到右心室、右心房、冠状窦、上腔静脉、肺动脉、肺静脉、左心房、左心室或多个部位瘘(如多发性冠状动脉左右室瘘)等。

(四)冠状动脉异常吻合血管

五、几种临床意义较大或较常见的冠状动脉解剖异常

(一)冠脉异常起源于肺动脉

冠状动脉异常起源于肺动脉,多起自主肺动脉,在少见的情况下也可起源于右或左肺动脉。大多数患者婴儿期死于心肌缺血所致的充血性心力衰竭,存活至儿童期或成年者还可发生猝死。因而早期诊断和治疗十分重要。左冠状动脉发自肺动脉干时,常被称为Bland-White-Garland综合征。

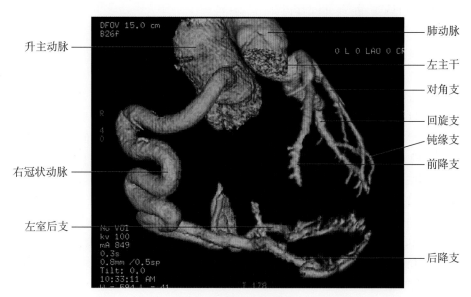

图 3-5-2-14 左冠状动脉起源于主肺动脉

（二）单冠状动脉畸形

单冠状动脉起源于右冠状窦和左冠状窦的概率相似。

1. 单右冠状动脉畸形　左冠状动脉缺如的单右冠状动脉畸形患者，其左冠状动脉均起源于右冠状动脉近段，行走于主动脉和肺动脉圆锥之间，到达左侧后再进一步按左前降支和回旋支走行并发出相应分支。

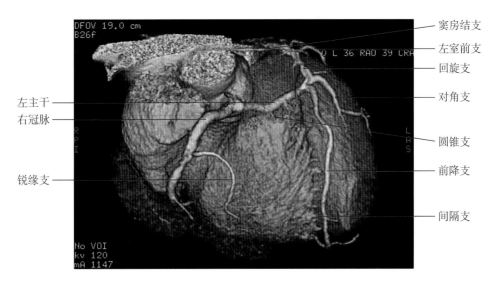

图 3-5-2-15　单右冠状动脉畸形

2. 单左冠状动脉畸形　其右冠状动脉可经 3 种方式由左冠状动脉代偿：第一种是自左冠状动脉系统近端发出后向右侧行走，至正常右冠状动脉近段位置后再向远端行走并依次发出右冠状动脉的各个分支。这种畸形最常见，其中又以右冠状动脉发自左前降支近段多见，其次为发自左主干；第二种是由粗大回旋支远端延续后逆行发出右冠状动脉的各个分支；第三种是由前降支远端延续，在前降支的中段、远端及绕过心尖部后分别发出代替右冠状动脉的圆锥支、右室支、后降支及左室后支等各个分支，这种畸形最少见。

（三）冠状动脉开口异常及分布变异

冠状动脉开口异常及分布变异占冠状动脉解剖变异的绝大多数，约占先天性冠状动脉畸形的 87%，冠状动脉开口异常一般不会引起任何症状，但如果其走行异常并受压或变窄时可以出现心肌缺血症状，心肌梗死甚至猝死。相对常见的有：

1. 冠状动脉（包括左右冠脉或其分支）起自升主动脉、冠窦或窦管交界处；

2. 右冠脉起自左冠状窦或左冠状动脉；

3. 左冠脉（包括前降支及回旋支等）起自右冠状窦或右冠状窦或右冠脉。

（四）壁冠状动脉和肌桥

为一种冠状动脉解剖异常，指一段冠状动脉走行于心肌内，有报道肌桥可以导致冠脉严重狭窄，影响局部心肌供血，出现心电图变化，可引起胸痛、心肌梗死、心律失常和猝死，但其发生心肌缺血及继发管腔粥样硬化的机制不清。冠脉主干及其分支主要行走于心外膜下脂肪组织或心外膜的深部，有时管壁的一部分可以被浅层心肌掩盖，在心肌内行走一段距离后，又浅出到心肌表面，被心肌覆盖的冠脉段叫壁冠状动脉（简称壁冠脉），

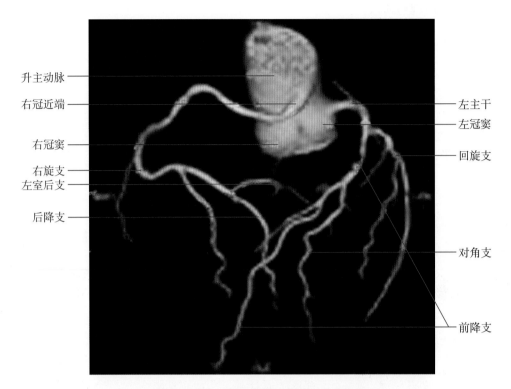

升主动脉
右冠近端
右冠窦
右旋支
左室后支
后降支

左主干
左冠窦
回旋支
对角支
前降支

图 3-5-2-16 右冠状动脉起源于升主动脉

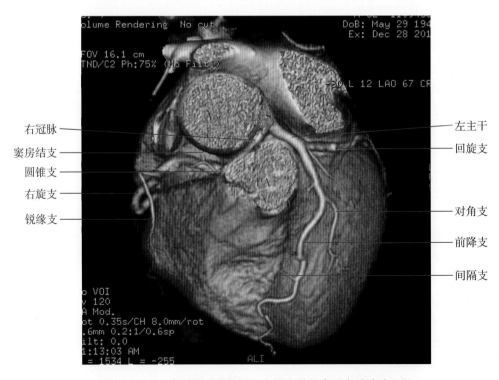

右冠脉
窦房结支
圆锥支
右旋支
锐缘支

左主干
回旋支
对角支
前降支
间隔支

图 3-5-2-17 右冠状动脉起源于左冠窦并行走于主肺动脉之间

覆盖壁冠脉的肌肉叫肌桥。壁冠状动脉好发于前、后室间支(前、后降支),另外也可发生于冠脉旋支及其他分支,甚至冠状静脉亦发现有肌桥现象,肌桥长度为0.2~5.0cm,厚度为0.1~0.5cm。肌纤维的走行方向呈螺旋方向或与血管呈直角。肉眼观察,壁冠脉腔较小,内膜不规则,镜检肌桥的肌肉有时与冠脉外膜的关系密切,心肌纤维可以伸入到外膜周围的纤维组织中去。其冠状动脉造影特点表现为心脏收缩时冠状动脉血管某一段管腔直径变小(被心肌压缩),而于舒张期压迫减轻管腔变大,这种暂时性狭窄现象,被称为吸吮作用。一般认为,壁冠状动脉受心肌桥的保护,局部承受的应力较小,心舒张时亦可控制血管,使之不过度扩张,较少发生动脉的硬化。在冠状动脉手术时,应注意壁冠状动脉的存在。

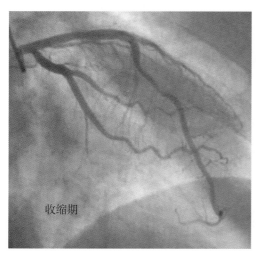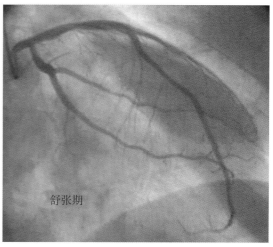

收缩期　　　　舒张期

图 3-5-2-18　左冠状动脉前降支肌桥(收缩期狭窄、舒张期狭窄消失)

(五)冠状动脉瘘

先天性冠状动脉畸形中最常见的有血流动力学意义的是冠状动脉瘘。冠状动脉瘘是冠状动脉及其分支与心房、心室、肺动脉或冠状静脉窦之间直接相通。半数以上来自右冠脉。 1865年,由Krause首先提出,以后Abbott和Trevor分别正式描述了有关冠状动脉瘘的解剖异常。先天性冠状动脉瘘是一种少见的先天性心脏病,其发病率占先天性心脏病(先心病)的0.2%~0.4%。先天性冠状动脉瘘形成机制是由于胚胎期某些原因致心肌局部区域发育停止,窦状隙持久存留而形成的一种少见的非发绀型心血管畸形,畸形可发生在单支、两支或三支冠状动脉上。据统计瘘管引流到右心系统处占89.2%~92%,左心系统处占8.0%~9.2%。病变发生的右冠状动脉占51%,左冠状动脉占36.6%,双冠状动脉占5.5%,副冠状动脉占2.2%,未确定者占4.7%。Sakarupara根据瘘管开口位置将先天性冠状动脉瘘分为五种类型。Ⅰ型,引流入右心房,约占25%;Ⅱ型,引流入右心室,约占40%;Ⅲ型,引流入肺动脉,约占15%;Ⅳ型,引流入左心房,约占6%;Ⅴ型,引流入左心室,约占2%;其他还有冠状动脉静脉瘘约占7%,及冠状动脉腔静脉瘘,约占1%。冠状动脉瘘本身可以是单个大的开口,或呈复杂的蠕虫样动脉瘤腔。当瘘口口径大时,通过它的分流量会很大,冠状动脉可发生显著的扩张,除引起较大量的分流外,同时还会造成"窃血"现象,并引起该区域心肌的缺血甚至心肌梗死。

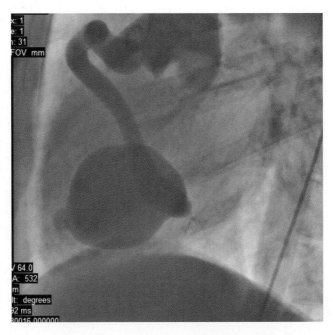

图 3-5-2-19 左回旋支右室瘘并冠状动脉瘤

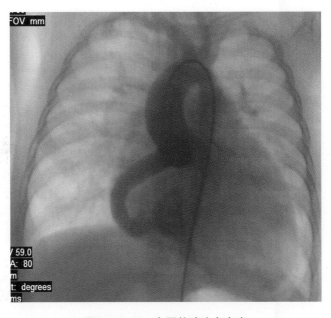

图 3-5-2-20 右冠状动脉右房瘘

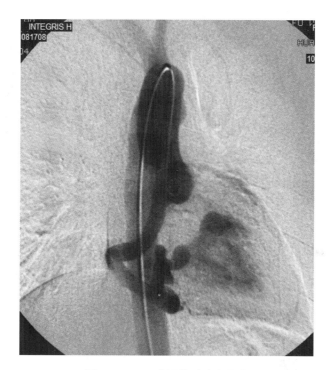

图 3-5-2-21　右冠状动脉左室瘘

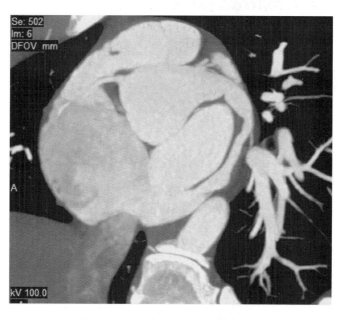

图 3-5-2-22　左回旋支冠状静脉窦瘘

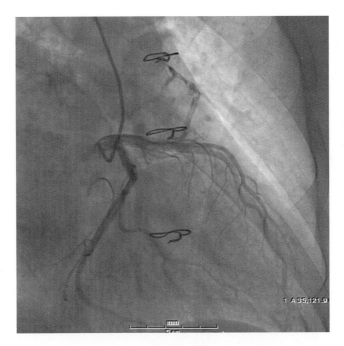

图 3-5-2-23　左前降支(圆锥支)肺动脉瘘

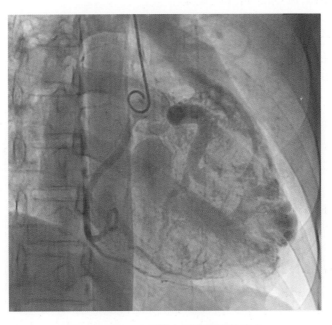

图 3-5-2-24　弥漫性左冠状动脉静脉瘘

（郑　宏　孙　鑫　徐争鸣）

第六章

心脏的静脉

心脏的静脉可分为浅静脉和深静脉两个系统。浅静脉起于心肌各部,在心外膜下汇合成网、干,最后大部分静脉血由冠状窦收集入右心房。冠状窦长 2~3cm,冠状窦的主要属支有心大静脉、心小静脉、心中静脉、左心室后静脉、左缘静脉和左心房斜静脉等,此外冠状窦还收集一些零星的小静脉属支;亦有些小静脉可以直接注入心腔。深静脉也起于心肌层,直接汇入心腔,以回流入右心房者居多。

心脏表浅静脉(冠状静脉)按其回流情况分为三部分,即回流入各属支、回流入右心房的心前静脉及回流到心腔的心最小静脉。

一、冠状窦及其分支

为心大静脉的延续膨大部分,以左房斜静脉注入处为区分标志,位于心脏膈面左冠状沟内,经房室交界点注入右心房,注入处在下腔静脉瓣与房间隔之间。冠状窦瓣以半月形最多,遮盖窦口面积多在 70% 左右。其属支有:

(一)心大静脉(great cardiac vein)

起源于心尖部室间沟内,伴左冠脉前降支沿前室间沟上行,斜向左上,再沿左冠状沟到膈面向后注入冠状窦左端,再延续为冠状静脉窦。心大静脉沿途接受左心室、左心房前壁、侧壁、右心室前壁的小部分及室中隔前壁的静脉血。

(二)心中静脉(middle cardiac vein)

起于心尖,伴随后降支沿后室间沟上升注入冠状窦,主要接受左、右心室后壁、心尖和部分心室前壁的静脉血。

(三)心小静脉(small cardiac vein)

行于右冠状沟的后壁,自右向左注入冠状窦右端,接受右心房、心室的静脉血。

(四)左室后静脉(posterior vein of left ventricle)

起源于左心室膈面,接受左心室后壁及部分侧壁的静脉血,上行注入冠状窦左侧,或开口于心大静脉。

(五)左房斜静脉(oblique vein of left atrium)

起源于左房后面的小静脉,斜向下止于冠状窦左端。

二、心前静脉

起源于右室前面(包括右室前静脉、右缘静脉、圆锥静脉),接受右室前壁及心右缘静脉血,较大静脉有 1~3 支,斜向上越过冠状沟前方分别注入右心房或汇合成为一总干开口于右房。

三、心壁内静脉

由毛细血管开始,毛细血管后静脉集合静脉、微静脉及心内较大静脉干,从心内膜走向外膜,相伴动脉走行,在左心室壁内每隔一段距离有一分支较大静脉,虽放射状排列,最终汇入心外膜下冠状窦的分支内,包括乳头肌静脉。

四、心最小静脉

亦称Thebesian静脉,起自毛细血管,向心外膜走行,直接开口于心腔,在右心房最多,其次左房,也在心内膜下散在分布,与心壁内其他静脉有吻合支相通,无瓣膜。当冠脉血流受阻时,是侧支循环有效的代偿途径之一。

(郑　宏)

第四篇

腹部脉管

腹主动脉及其分支影像解剖

腹主动脉为降主动脉的腹段,在第12胸椎平面、膈肌主动脉裂孔处续于胸主动脉,沿腰椎体左前方下,至第4腰椎下缘分为左、右髂总动脉而终。腹主动脉的分支按其所供给的部位区分为脏支和壁支两类。分布于脏器的脏支,有的成对发出,供给成对的泌尿生殖和内分泌器官;不成对的奇数脏支有腹腔干、肠系膜上动脉和肠系膜下动脉,它们主要供给腹腔消化器官和脾脏。

一、腹腔干

腹腔干(celiac trunk)是腹主动脉发出的第一个无对(奇数)支,在膈肌稍下方,约平第12胸椎处起于腹主动脉的前壁。长2~3cm,发出胃左动脉、肝总动脉和脾动脉等3支。

(一)胃左动脉(left gastric artery)

从腹主动脉发出后,行向左上方,至胃贲门处向上发出食管支供给食管腹段,本干急转向右,在肝胃韧带内沿胃小弯右行,陆续发出5~6条胃支,供给胃体小弯左半部。胃左动脉在胃小弯中部常与胃右动脉吻合。此外,胃左动脉有时发出肝左副动脉,分布于肝左叶。肝左副动脉一般多取代肝左叶外侧段动脉,有时甚至完全取代肝固有动脉左支(肝左动脉),故胃手术结扎胃左动脉应予注意,以确保肝的血液供应。

(二)肝总动脉(common hepatic artery)

肝总动脉较短,自腹腔干发出后,在腹膜后沿胰头上缘行向右前方,至十二指肠上部分为肝固有动脉和胃十二指肠动脉。

1. 肝固有动脉(proper hepatic artery) 从肝总动脉发出后,在小网膜游离缘(肝十二指肠韧带)内走行,位于胆总管和肝管的左侧,门静脉的左前方,上升至肝门附管分为肝右动脉和肝左动脉,有时尚有肝中动脉。此外,在靠近起始部发出胃右动脉。

(1)胃右动脉(right gastric artery):起自肝固有动脉,在小网膜内沿胃小弯左行,与胃左动脉吻合。发出胃支分布于小弯右半的前、后壁,还分出小支到十二指肠上部。胃右动脉有时起自肝总动脉或胃十二指肠动脉。

(2)肝右动脉(right hepatic artery):分出后,开始居于胆总管的后方,有时也可见位于胆总管或胆囊管的前方,行向右上方,经胆囊三角自肝门入肝,供给肝右叶。在胆囊三角处发出胆囊动脉(cystic artery),经胆囊管上方至胆囊颈,分为深、浅两支。浅支分布于胆囊下面,深支至胆囊上面,常有小支至与胆囊相邻的肝组织。胆囊动脉常见两支者,发出部位也有时变异。胆囊三角为肝下面与胆囊管和肝总管围成的尖向下的三角形,又称 Calot 三角。

(3) 肝左动脉(left hepatic artery):自肝总动脉分出后行经左肝管和门静脉左支之间入肝左叶,常有小支至肝方叶。

(4) 肝中动脉:不恒定,起自肝总动脉或肝左、右动脉,主要分布于肝方叶。

2. 胃十二指肠动脉(gastroduodenal artery)　自肝总动脉发出后,行经十二指肠上部的后面,至幽门下缘处分为胃网膜右动脉和胰十二指肠上前、上后动脉。

(1) 胃网膜右动脉(right gastroepiploic artery):自胃十二指肠动脉处发出后,在大网膜前两层之间(即胃结肠韧带内)沿胃大弯左行,与胃网膜左动脉吻合。在起始部发出幽门支,分布于幽门。沿途向上发出胃支,分布于胃大弯右半部的前、后面,与胃右动脉的胃动脉吻合;向下发出网膜支,分布于大网膜。网膜支中有几条比较粗大,称为大网膜左、中、右动脉。大网膜中动脉一般分为 2~3 支,分别与大网膜左、右动脉吻合成弓。弓的位置主要位于大网膜的远侧部,亦有少数位于大网膜中间部或近侧部。

(2) 胰十二指肠上前和上后动脉:胰十二指肠上前动脉(anterior superior pancreaticoduodenal artery)为胃十二指肠动脉的终支之一,沿胰头前面和十二指肠降部之间的沟内下行,与胰十二指肠下动脉的前支吻合。沿途分小支至胰头和十二指肠。胰十二指肠上后动脉(posterior superior pancreaticoduodenal artery)在胰头后面与胰十二指肠下动脉后支吻合。

(3) 十二指肠上动脉(supraduodenal artery):是胃十二指肠动脉的小分支,分布于十二指肠上部。此支发出部位不恒定,有时缺如。

(4) 十二指肠后动脉(retroduodenal arteries):为 2~3 个细小支,分布于十二指肠上部的后面。

(三) 脾动脉 (splenic artery)

是腹腔干最大的分支,发出后在腹膜(网膜囊后壁)后方沿胰腺上缘迂曲左行,经脾肾韧带抵达脾门,分为 2~3 支入脾。沿途分出下列分支:

1. 胰支　为多数小支,分布至胰。其中两条较大。

胰背动脉(dorsal pancreatic artery)发自脾动脉的起始部,分为左、右两支。右支至胰头,与胰十二指肠上前动脉吻合;左支进入胰腺内,与胰腺管平行向左,叫做胰横动脉。

胰大动脉(great pancreatic artery)约在胰腺左、中 1/3 交界处起自脾动脉,进入胰腺实质内分为左、右两支,右支与胰背动脉左支吻合,左支与其他胰支吻合。

2. 胃短动脉(short gastric arteries)　一般为 3~4 支,为脾动脉末端的分支,有时起于脾支,在胃脾韧带内行向右上方,分布于胃底的前、后壁。

3. 胃网膜左动脉(left gastroepiploic artery)　在脾门附近发自脾动脉,行经胃脾韧带向右下入于大网膜第一、二层之间。沿胃大弯右行,与胃网膜右动脉吻合。沿途向右下方发出胃支,分布于胃体的前、后壁,向下发出网膜支。胃短动脉斜向右上,而胃网膜左动脉发出的胃支斜向右下,因此,在此两种胃支间有明显的少血管区,可作为临床胃大部手术切除时确定部位的标志。此外,胃网膜左、右动脉吻合处胃支小而稀疏,也可作为胃适量切除时的依据。

二、肠系膜上动脉

肠系膜上动脉(superior mesenteric artery)约在第 1 腰椎高度起自腹主动脉前壁,在脾静脉和胰头的后方下行,跨过胰腺钩突的前方,在胰腺下缘和十二指肠水平部之间进入小肠系膜根部,斜行向右下,至右髂窝处其末端与回结肠动脉的回肠支吻合。肠系膜上动脉的主干呈向左侧稍凸的弓状,从弓的凸侧依次发出胰十二指肠动脉和十余支空、回肠动脉,从弓的凹侧依次发出中结肠动脉、右结肠动脉和回结肠动脉。

(一)胰十二指肠下动脉

胰十二指肠下动脉(inferior pancreaticoduodenal artery)细小,经肠系膜上静脉的后方行向右上,分为前、后两支,分别与胰十二指肠上前和上后动脉吻合。此动脉有时起自第一空肠动脉。

(二)空、回肠动脉

发自肠系膜上动脉的凸侧,12~16 支,行于肠系膜内。上位的分布于空肠叫作空肠动脉(jejunal arteries);下位的分布于回肠,叫作回肠动脉(ileal arteries)。每条动脉都分为升、降两支与相邻的肠动脉的升、降支吻合,形成第一级动脉弓。动脉弓的分支再吻合成二级弓,依次可形成三、四、五级弓。由最末一级动脉弓发出许多细小的直(管)动脉,自小肠系膜缘进入小肠壁,但这些动脉间的吻合甚少,尤其小肠系膜缘血运较差。一般在空肠近侧段仅有一级动脉弓,以后动脉弓级数渐增多,至空肠末段和回肠近侧段可多达 4~5 级,但到回肠末段又减少至 1~2 级。直(管)动脉空肠者长而粗大,回肠者短而细小。

(三)中结肠动脉

中结肠动脉(middle colic artery)在胰头下缘起于肠系膜上动脉的凹侧,随即进入横结肠系膜,行向右前方;分为左、右二支。右支行向右上,至结肠右曲处与右结肠动脉的升支吻合;左支向左行,与左结肠动脉的升支吻合,称为 Riolan 动脉弓。左、右支在行程中发出小支分布于横结肠。

(四)右结肠动脉

右结肠动脉(right colic artery)在中结肠动脉起点下方起自肠系膜上动脉,或与中结肠动脉共干起始,经腹后壁腹膜深面右行,在靠近升结肠左缘处分为升、降支。升支上行与中结肠脉右支吻合;降支下行与回结肠动脉的上干吻合。该动脉发出小支分布于升结肠上 2/3 部和结肠右曲。

(五)回结肠动脉

回结肠动脉(ileocolic artery)为肠系膜上动脉凹侧最下方的分支,在腹后壁腹膜深面斜向右下行,一般分为上、下两干。上干与右结肠动脉降支吻合;下干下行与肠系膜上动脉的末端吻合成弓。沿途分支如下:

1. 结肠支(colic branch) 又称升支,斜向右上行,分布于升结肠下 1/3 部。

2. 盲肠前、后动脉(anterior and posterior cecal arteries) 发出后向右下行,分别行经盲肠前、后方,分布于肠壁。

3. 回肠支(ileal branch) 为下干的延续,向下至回肠末端附近与肠系膜上动脉的终支吻合,但吻合不甚充分,在行右半结肠切除术结扎回结肠动脉时,需同时将回肠末段一并切除,以免因血流供应不足引起不良后果。

4. 阑尾动脉（appendicular artery）　多起自下干或回肠支，向下经回肠末端的后方入阑尾系膜，沿系膜游离缘行至阑尾尖，沿途分小支至阑尾。

三、肠系膜下动脉

肠系膜下动脉（inferior mesenteric artery）在平第 3 腰椎高度起自腹主动脉前壁，在腹后壁腹膜深面行向左下方，在左髂窝从髂总动、静脉前方越过，经左输尿管内侧入于乙状结肠系膜，末端下降移行为直肠上动脉，沿途发出左结肠动脉和乙状结肠动脉。

（一）左结肠动脉

左结肠动脉（left colic artery）为肠系膜下动脉最上方的分支，在腹后壁腹膜深面左行，从前方跨过左睾丸（或卵巢）血管、左输尿管和左腰大肌，至降结肠的右缘附近分为升、降支。升支在左肾前面行向左上方，至结肠左曲与中结肠动脉左支吻合；降支与乙状结肠动脉的升支吻合。

（二）乙状结肠动脉

乙状结肠动脉（sigmoid arteries）常为 2~3 支，发出后入乙状结肠系膜，至乙状结肠附近，每条动脉分为升、降两支，互相吻合成动脉弓。最上一支的升支与左结肠动脉的降支吻合，最下一支的降支与直肠上动脉多无吻合。分支布于降结肠下部及乙状结肠。

（三）直肠上动脉

直肠上动脉（superior rectal artery）为肠系膜下动脉的末支，在乙状结肠系膜内下行，经髂总动脉前方入盆腔，在第 3 骶椎高度直肠后方分为左、右两支，沿直肠两侧下行，分布于直肠上部。在直肠壁内与髂内动脉的分支——直肠下动脉吻合。

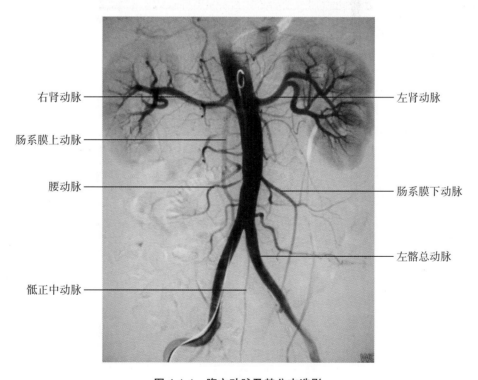

图 4-1-1　腹主动脉及其分支造影

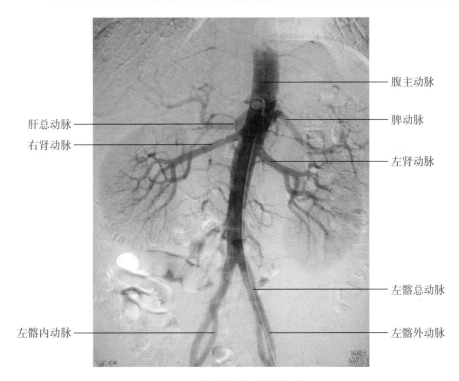

肝总动脉

右肾动脉

左髂内动脉

腹主动脉

脾动脉

左肾动脉

左髂总动脉

左髂外动脉

图 4-1-2 腹主动脉及其分支造影

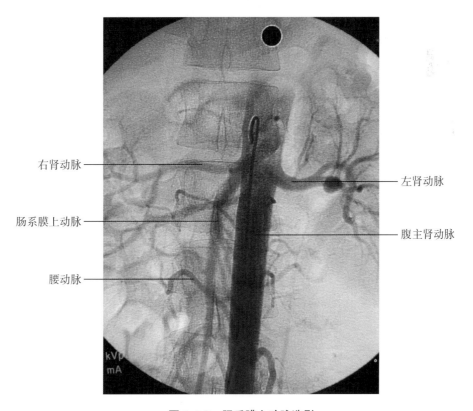

右肾动脉

肠系膜上动脉

腰动脉

左肾动脉

腹主肾动脉

图 4-1-3 肠系膜上动脉造影

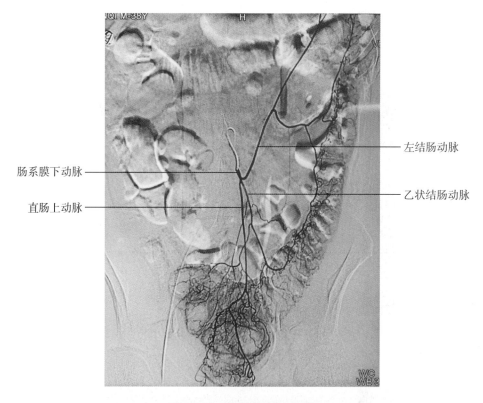

肠系膜下动脉

直肠上动脉

左结肠动脉

乙状结肠动脉

图 4-1-4 肠系膜下动脉造影

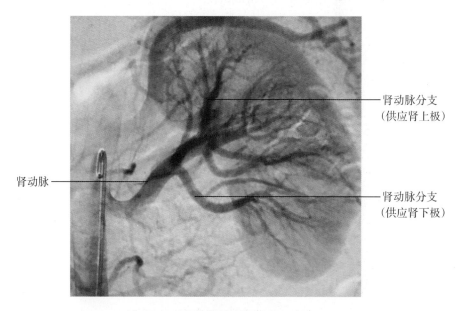

肾动脉

肾动脉分支
（供应肾上极）

肾动脉分支
（供应肾下极）

图 4-1-5 左肾动脉及其分支

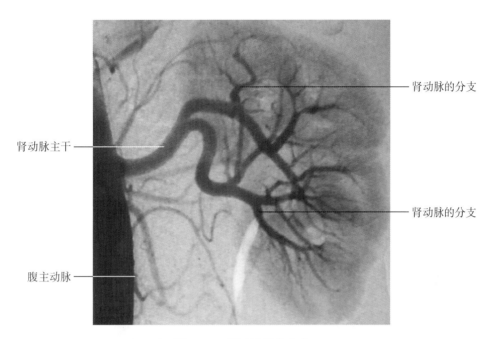

肾动脉的分支

肾动脉主干

肾动脉的分支

腹主动脉

图 4-1-6　肾动脉及其分支

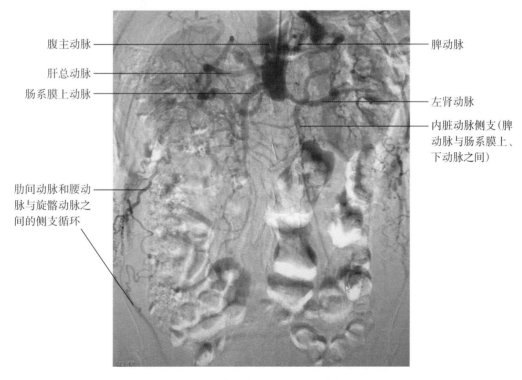

腹主动脉

脾动脉

肝总动脉

肠系膜上动脉

左肾动脉

内脏动脉侧支(脾动脉与肠系膜上、下动脉之间)

肋间动脉和腰动脉与旋髂动脉之间的侧支循环

图 4-1-7　腹主动脉闭塞时的侧支循环

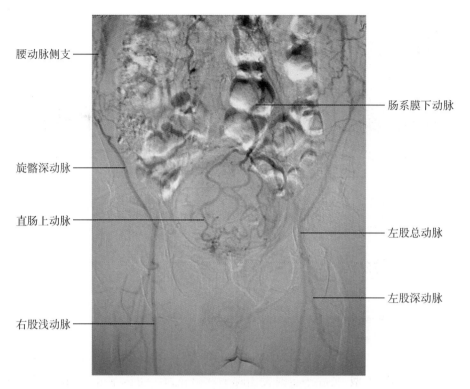

腰动脉侧支

肠系膜下动脉

旋髂深动脉

直肠上动脉

左股总动脉

左股深动脉

右股浅动脉

图 4-1-8   腹主动脉闭塞时的侧支循环

（谷涌泉   郭连瑞   郭建明）

第二章

腹腔脏器动脉影像解剖

一、腹腔干的分支

横结肠上区各脏器的血液均由腹腔干的分支供给。腹腔干在主动脉裂孔的稍下方起自腹主动脉前壁,为一短粗的动脉,长约2.5cm,分支有较大的变异,常见的有3个大的分支——脾动脉、胃左动脉、肝总动脉,分支分布于肝、胆、胰、脾、胃、十二指肠和食管腹段。3支主要分支变异较多,较常见的有胃肝脾动脉干型、肝脾动脉干型、胃脾动脉干型、肝胃动脉干型、腹腔动脉干型;腹腔干有时发出膈下动脉及胰背动脉;腹腔干还可以和肠系膜上动脉共干。

(一) 腹腔干分支

1. 脾动脉(splenic artery)

(1) 胃短动脉

(2) 胃网膜左动脉

(3) 胃后动脉

(4) 胰支:胰背动脉、胰横动脉、胰大动脉、胰尾动脉

(5) 脾支:脾动脉主干、脾叶动脉、脾段动脉

2. 胃左动脉(left gastric artery) 分布至食管腹段、贲门和胃小弯的胃壁。

3. 肝总动脉(common hepatic artery)

(1) 肝固有动脉(proper hepatic artery)

1) 胃右动脉

2) 肝左动脉

3) 肝右动脉:胆囊动脉

(2) 胃十二指肠动脉:(gastroduodenal artery)

1) 胰十二指肠上动脉

2) 胃网膜右动脉

(二) 下面对腹腔干的分支分别加以描述

1. 脾动脉 脾动脉是腹腔干最大的分支,发出后在网膜囊后方沿胰腺上缘迂曲左行,经脾肾韧带抵达脾门,分为2~3支入脾。脾动脉发出脾支前,在靠近脾门处发出几条

胃短动脉,经胃脾韧带至胃,脾动脉在该处还发出胃网膜左动脉。行经胃脾韧带入于胃结肠韧带,沿胃大弯右行,末端与胃网膜右动脉吻合。脾动脉行程中向胰腺发出数根胰支,其中较大者为胰背动脉和胰大动脉。

(1) 胰支:为多数小支,分布至胰。其中两条较大。

1) 胰背动脉(dorsal pancreatic artery):发自脾动脉的起始部,分为左、右两支。右支至胰头,与胰十二指肠上前动脉吻合;左支进入胰腺内,与胰腺管平行向左,叫做胰横动脉。

2) 胰大动脉(great pancreatic artery):约在胰腺左、中 1/3 交界处起自脾动脉,进入胰腺实质内分为左、右两支,右支与胰背动脉左支吻合,左支与其他胰支吻合。

(2) 胃短动脉(short gastric arteries):一般为 3~4 支,为脾动脉末端的分支,有时起于脾支,在胃脾韧带内行向右上方,分布于胃底的前、后壁。

(3) 胃网膜左动脉(left gastroepiploic artery):在脾门附近发自脾动脉,行经胃脾韧带向右下入于大网膜第一、二层之间。沿胃大弯右行,与胃网膜右动脉吻合。沿途向右下方发出胃支,分布于胃体的前、后壁,向下发出网膜支。胃短动脉斜向右上,而胃网膜左动脉发出的胃支斜向右下。

2. 胃左动脉(left gastric artery) 从腹主动脉发出后,斜向左上方至胃贲门附近,向上发出食管支供给食管腹段,本干急转向右,在肝胃韧带内沿胃小弯右行,陆续发出 5~6 条胃支,供给胃小弯附近的胃前、后壁。胃左动脉在胃小弯中部常与胃右动脉吻合。此外,胃左动脉有时发出肝左副动脉,分布于肝左叶。肝左副动脉一般多取代肝左叶外侧段动脉,有时甚至完全取代肝固有动脉左支(肝左动脉);胃左动脉可异常起源,部分直接起自腹主动脉;

3. 肝总动脉 肝总动脉向右前方行至十二指肠上部的上缘进入肝十二指肠韧带,分为肝固有动脉和胃十二指肠动脉。肝总动脉可异常起源自肠系膜上动脉。

(1) 肝固有动脉:在小网膜游离缘上升,至肝门分为左、右两支入肝。肝固有动脉在靠近起始部发出胃右动脉。

1) 肝右动脉(right hepatic artery):分出后,开始居于胆总管的后方,有时也可见位于胆总管或胆囊管的前方,行向右上方,经胆囊三角自肝门入肝,供给肝右叶。在胆囊三角处发出胆囊动脉(cystic artery),经胆囊管上方至胆囊颈,分为深、浅两支。浅支分布于胆囊下面,深支至胆囊上面常有小支至与胆囊相邻的肝组织。胆囊动脉常见两支者,发出部位也有时变异。胆囊三角为肝下面与胆囊管和肝总管围成的尖向下的三角形,又称 Calot 三角。

2) 肝左动脉(left hepatic artery):自肝总动脉分出后行经左肝管和门静脉左支之间入肝左叶,常有小支至肝方叶。

肝动脉分支变异:①肝右动脉发自肝总动脉或腹腔干,肝固有动脉仅分出肝左、肝中动脉。②肝左动脉起自胃左动脉,肝固有动脉仅分出肝右、肝中动脉。③肝右动脉发自于肠系膜上动脉,肝固有动脉仅分出肝左、肝中动脉。④肝左动脉起自于胃左动脉,肝右动脉发自于肠系膜上动脉,肝固有动脉缺如或者仅分出肝中动脉。⑤副肝右动脉起自于肠系膜上动脉,副肝左动脉起自胃左动脉或者腹腔干。⑥肝总动脉单独发自腹主动脉或起自肠系膜上动脉,腹腔动脉仅见胃左动脉和脾动脉。⑦肝动脉来源于膈下动脉、肋间动脉、胸廓内动脉或者肾动脉、肾上腺动脉等。

3）胃右动脉（right gastric artery）：起自肝固有动脉，在小网膜内沿胃小弯左行，与胃左动脉吻合。发出胃支分布于小弯右半的前、后壁，还分出小支到十二指肠上部。胃右动脉有时起自肝总动脉或胃十二指肠动脉。

（2）胃十二指肠动脉：经十二指肠上部后面下行，至幽门下缘处，分为胃网膜右动脉和胰十二指肠上前、上后动脉。

1）胃网膜右动脉（right gastroepiploic artery）：自胃十二指肠动脉处发出后，在大网膜前两层之间（即胃结肠韧带内）沿胃大弯左行，与胃网膜左动脉吻合。在起始部发出幽门支，分布于幽门。沿途向上发出胃支，分布于胃大弯右半部的前、后面，与胃右动脉的胃动脉吻合；向下发出网膜支，分布于大网膜。网膜支中有几条比较粗大，称为大网膜左、中、右动脉。大网膜中动脉一般分为2~3支，分别与大网膜左、右动脉吻合成弓。弓的位置主要位于大网膜的远侧部，亦有少数位于大网膜中间部或近侧部。

2）胰十二指肠上前和上后动脉：胰十二指肠上前动脉（anterior superior pancreaticoduodenal artery）为胃十二指肠动脉的终支之一，沿胰头前面和十二指肠降部之间的沟内下行，与胰十二指肠下动脉的前支吻合。沿途分小支至胰头和十二指肠。胰十二指肠上后动脉（posterior superior pancreaticoduodenal artery）在胰头后面与胰十二指肠下动脉后支吻合。

3）十二指肠上动脉（supraduodenal artery）：是胃十二指肠动脉的小分支，分布于十二指肠上部。此支发出部位不恒定，有时缺如。

4）十二指肠后动脉（retroduodenalarteries）：为2~3个细小支，分布于十二指肠上部的后面。

二、肠系膜上动脉

肠系膜上动脉在腹腔干开口下0.5~2cm，起自腹主动脉前壁，经胰头和胰体交界处的后方下行，越过十二指肠水平部的前面进入小肠系膜根部，向右髂窝方向走行。它的分支分布于胰、十二指肠、空肠、回肠至结肠左曲之间的消化管。

肠系膜上动脉的主干呈向左侧稍凸的弓状，从弓的凸侧依次发出胰十二指肠动脉和十余支空、回肠动脉，从弓的凹侧依次发出中结肠动脉、右结肠动脉和回结肠动脉。

肠系膜上动脉
{
胰十二指肠下动脉
空肠动脉（jejunal artery）
回肠动脉（ileal artery）
回结肠动脉（ileocolic artery）：分支至回肠末端、盲肠、阑尾（阑尾动脉）和升结肠
右结肠动脉（right colic artery）：分支至升结肠
中结肠动脉（middle colic artery）：分支至横结肠
}

下面对肠系膜上动脉的分支分别加以描述。

（一）胰十二指肠下动脉

胰十二指肠下动脉（inferior pancreaticoduodenal artery）细小，经肠系膜上静脉的后方行向右上，分为前、后两支，分别与胰十二指肠上前和上后动脉吻合。此动脉有时起自第一空肠动脉。

（二）空、回肠动脉

发自肠系膜上动脉的凸侧，12~16 支，行于肠系膜内。上位的分布于空肠叫作空肠动脉（jejunal arteries）；下位的分布于回肠叫作回肠动脉（ileal arteries）。每条动脉都分为升、降两支与相邻的肠动脉的升、降支吻合，形成第一级动脉弓。动脉弓的分支再吻合成二级弓，依次可形成三、四、五级弓。由最末一级动脉弓发出许多细小的直动脉，自小肠系膜缘进入小肠壁，但这些动脉间的吻合甚少，尤其小肠系膜缘血运较差。一般在空肠近侧段仅有一级动脉弓，以后动脉弓级数渐增多，至空肠末段和回肠近侧段可多达 4~5 级，但到回肠末段又减少至 1~2 级。直动脉空肠者长而粗大，回肠者短而细小。

（三）中结肠动脉

中结肠动脉（middle colic artery）在胰头下缘起于肠系膜上动脉的凹侧，随即进入横结肠系膜，行向右前方；分为左、右二支。右支行向右上，至结肠右曲处与右结肠动脉的升支吻合；左支向左行，与左结肠动脉的升支吻合，称为 Riolan 动脉弓。左、右支在行程中发出小支分布于横结肠。

（四）右结肠动脉

右结肠动脉（right colic artery）在中结肠动脉起点下方起自肠系膜上动脉，或与中结肠动脉共干起始，经腹后壁腹膜深面右行，在靠近升结肠左缘处分为升、降支。升支上行与中结肠脉右支吻合；降支下行与回结肠动脉的上干吻合。该动脉发出小支分布于升结肠上 2/3 部和结肠右曲。

（五）回结肠动脉

回结肠动脉（ileocolic artery）为肠系膜上动脉凹侧最下方的分支，在腹后壁腹膜深面斜向右下行，一般分为上、下两干。上干与右结肠动脉降支吻合；下干下行与肠系膜上动脉的末端吻合成弓。沿途分支如下：

1. 结肠支（colic branch） 又称升支，斜向右上行，分布于升结肠下 1/3 部。

2. 盲肠前、后动脉（anterior and posterior cecal arteries） 发出生向右下行，分别行经盲肠前、后方，分布于肠壁。

3. 回肠支（ileal branch） 为下干的延续，向下至回肠末端附近与肠系膜上动脉的终支吻合，但吻合不甚充分，在行右半结肠切除术结扎回结肠动脉时，需同时将回肠末段一并切除，以免因血流供应不足引起不良后果。

4. 阑尾动脉（appendicular artery） 多起自下干或回肠支，向下经回肠末端的后方入于阑尾系膜，沿系膜游离缘行至阑尾尖，沿途分小支至阑尾。

三、肠系膜下动脉

肠系膜下动脉（inferior mesenteric artery）在平第 3 腰椎或者 L3~4 椎间隙高度起自腹主动脉前壁或左前壁，在腹后壁腹膜深面行向左下方，在左髂窝从髂总动、静脉前方越过，经左输尿管内侧入于乙状结肠系膜，末端下降移行为直肠上动脉，沿途发出左结肠动脉和乙状结肠动脉。

肠系膜下动脉分支 { 左结肠动脉（left colic artery）：分支至降结肠
乙状结肠动脉（sigmoid artery）：分支至乙状结肠
直肠上动脉（superior rectal artery）：分支至直肠上部

下面对肠系膜下动脉分支分别加以描述：

（一）左结肠动脉

左结肠动脉（left colic artery）为肠系膜下动脉最上方的分支，在腹后壁腹膜深面左行，从前方跨过左睾丸（或卵巢）血管、左输尿管和左腰大肌，至降结肠的右缘附近分为升、降支。升支在左肾前面行向左上方，至结肠左曲与中结肠动脉左支吻合；降支与乙状结肠动脉的升支吻合。

（二）乙状结肠动脉

乙状结肠动脉（sigmoid arteries）常为2~3支，发出后入乙状结肠系膜，至乙状结肠附近，每条动脉分为升、降二支，互相吻合成动脉弓。最上一支的升支与左结肠动脉的降支吻合，最下一支的降支与直肠上动脉多无吻合。分支布于降结肠下部及乙状结肠。

（三）直肠上动脉

直肠上动脉（superior rectal artery）为肠系膜下动脉的末支，在乙状结肠系膜内下行，经髂总动脉前方入盆腔，在第3骶椎高度直肠后方分为左、右两支，沿直肠两侧下行，分布于直肠上部。在直肠壁内与髂内动脉的分支——直肠下动脉吻合。

（杨仁杰）

第三章

盆腔动脉及其分支影像解剖

一、髂总动脉

腹主动脉于第 4 腰椎中段至第 5 腰椎上端之间分为髂总动脉,左右各一,沿腰大肌内侧下行,于第 4 腰椎至第 1 骶椎之间分为髂内动脉和髂外动脉,髂外动脉于腹股沟韧带处延续为股动脉。两侧髂总动脉之间的夹角平均为 64°。

二、髂内动脉

髂内动脉起点变化较大,可于髂外动脉直接起自腹主动脉,也可近腹股沟韧带处起自髂总动脉,其分支变异也较多,分为脏支和壁支。脏支包括脐动脉(膀胱上动脉)、膀胱下动脉、直肠下动脉、子宫动脉和阴部内动脉。壁支包括髂腰动脉、骶外侧动脉、臀上动脉、臀下动脉、闭孔动脉。

（一）髂内动脉脏支

1. 脐动脉　出生后其远端即闭锁形成脐内侧韧带,近端与髂内动脉相连,发出膀胱上动脉分布于膀胱中上部,为膀胱的主要供血动脉。

2. 膀胱下动脉　可起自髂内动脉、阴部内动脉,及臀下动脉、臀上动脉等,分布于膀胱底、精囊腺和前列腺,女性即为阴道动脉。

3. 阴部内动脉　常起自髂内动脉前干,在臀下动脉前方下行,进入阴部管后分出肛动脉、会阴动脉、阴茎动脉等。

（二）髂内动脉壁支

1. 髂腰动脉　多从髂内动脉主干发出,亦可从髂总动脉、臀上动脉及闭孔动脉等发出,向后外方走行,分出髂支及腰支,分布于髂腰肌、盆腔后壁及骶管内结构。

2. 骶外侧动脉　起自髂内动脉后干,分上下两支,分布于臀肌及髋关节,供应骶骨前后组织的血液。

3. 臀上动脉　为髂内动脉最大分支,多起自后干,起始后向后下穿出梨状肌上孔供应臀部和盆壁组织。

4. 臀下动脉　起自髂内动脉前干,变异较多,穿梨状肌下孔后供应臀部及膀胱底部、前列腺等组织。

5. 闭孔动脉　起始段变异较大,可起自髂内动脉、腹壁下动脉及臀上动脉等,沿骨盆侧壁行向前下,分出髂支、膀胱支,穿闭孔出骨盆后又分为前支和后支,与旋股内侧动脉及臀下动脉等相互吻合供血。

(三) 膀胱的动脉

供应膀胱的动脉主要有膀胱上动脉、膀胱下动脉、输精管动脉、子宫动脉和阴道动脉的膀胱支等。

1. 膀胱上动脉　大部分起自脐动脉近端未闭锁的部分,也有少数起自闭孔动脉,一般为2~3支,分布于膀胱顶部,是膀胱的主要供血动脉。

2. 膀胱下动脉　可起自髂内动脉、阴部内动脉,及臀下动脉、臀上动脉等,分布于膀胱底、精囊腺和前列腺,女性即为阴道动脉。

3. 输精管动脉　同膀胱上动脉相同,可起自脐动脉近端未闭锁的部分,也可从膀胱下动脉发出,分布于输精管及邻近膀胱壁,与膀胱上动脉及膀胱下动脉都有着丰富的吻合。

(四) 前列腺、会阴及阴茎部的动脉

主要来自阴部内动脉及其分支,包括肛门支、会阴动脉,及阴茎动脉等。

三、髂外动脉

髂外动脉自第4腰椎至第1骶椎之间续接于髂总动脉,于腹股沟韧带中点处移行为股动脉,在腹股沟韧带稍上方发出腹壁下动脉和旋髂深动脉两支。

1. 腹壁下动脉　起自髂外动脉的内侧壁,走向内上方,与腹壁上动脉及肋下动脉都有广泛的吻合。其分支主要有耻骨支和提睾肌支。

2. 旋髂深动脉　位于腹壁下动脉的外下方,起自髂外动脉的外侧壁,沿腹股沟韧带走向外上方,于髂前上棘处分为浅支和深支后继续上行,终末支走向髂嵴后部。

四、侧支循环的方式

腹部和盆腔之间有大量的吻合支存在,当主干动脉发生阻塞时,通过侧支开放可起到代偿血液循环的作用。

(一) 髂内动脉系侧支循环

同侧的脏支和壁支间以及与对侧脏支、壁支间都有广泛的交通吻合。臀上动脉、臀下动脉及闭孔动脉分别发出分支与旋股内侧动脉、旋股外侧动脉及股深动脉的穿支都有丰富的吻合,对于维持盆腔内外组织血供有重要意义。

(二) 髂外动脉系侧支循环

同侧腹壁下动脉通过与腹壁上动脉及肋下动脉的吻合,建立了同主动脉之间的侧支循环。旋髂深动脉则通过与髂腰动脉及旋股外侧动脉的吻合构建了与髂内动脉在盆腔的侧支循环。

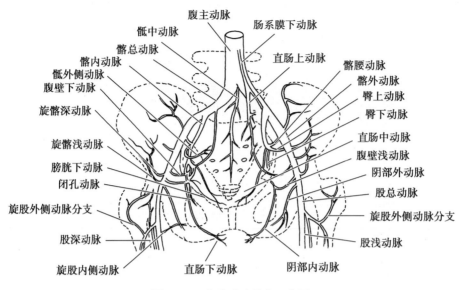

图 4-3-1 盆腔动脉分布示意图

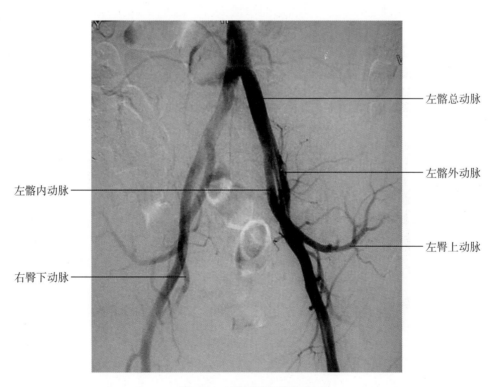

图 4-3-2 髂动脉及其分支

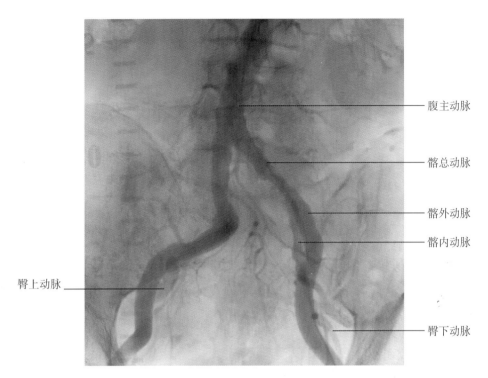

腹主动脉

髂总动脉

髂外动脉

髂内动脉

臀上动脉

臀下动脉

图 4-3-3　髂总动脉及其分支

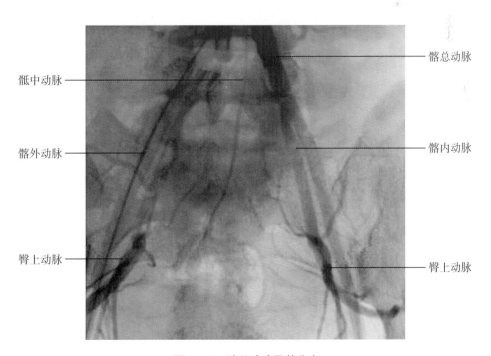

髂总动脉

骶中动脉

髂外动脉

髂内动脉

臀上动脉

臀上动脉

图 4-3-4　髂总动脉及其分支

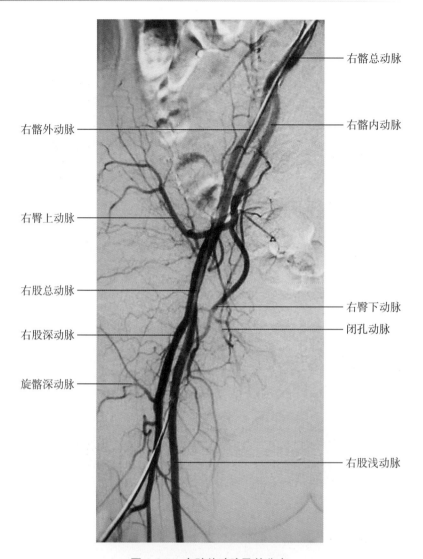

右髂总动脉

右髂内动脉

右髂外动脉

右臀上动脉

右股总动脉

右臀下动脉

右股深动脉

闭孔动脉

旋髂深动脉

右股浅动脉

图 4-3-5　右髂外动脉及其分支

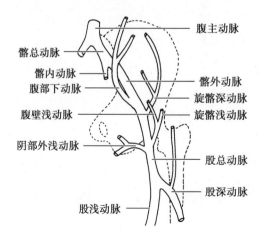

腹主动脉

髂总动脉

髂内动脉

髂外动脉

腹部下动脉

旋髂深动脉

腹壁浅动脉

旋髂浅动脉

阴部外浅动脉

股总动脉

股深动脉

股浅动脉

图 4-3-6　髂外动脉示意图

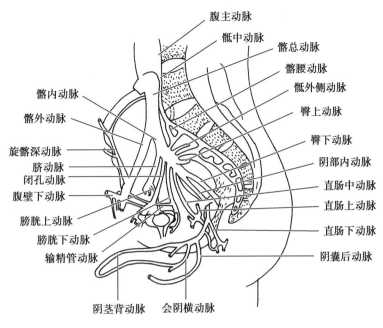

图 4-3-7　髂内动脉示意图

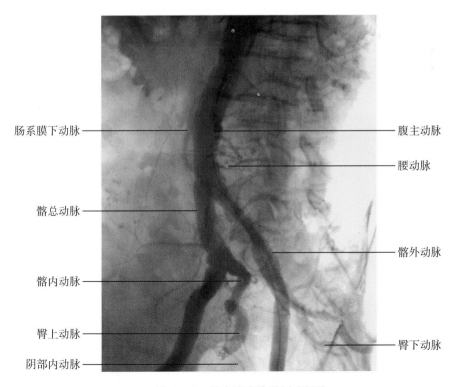

图 4-3-8　髂内动脉造影（左侧面）

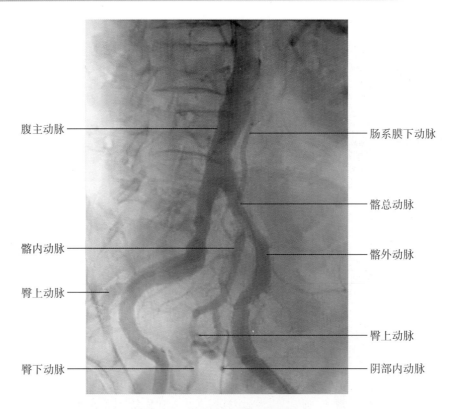

腹主动脉　　　　　肠系膜下动脉

　　　　　　　　　髂总动脉

髂内动脉　　　　　髂外动脉

臀上动脉

　　　　　　　　　臀上动脉

臀下动脉　　　　　阴部内动脉

图 4-3-9　髂内动脉造影（右侧面）

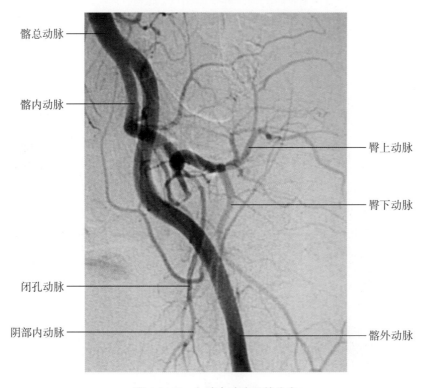

髂总动脉

髂内动脉

　　　　　　　　　臀上动脉

　　　　　　　　　臀下动脉

闭孔动脉

阴部内动脉　　　　髂外动脉

图 4-3-10　左髂内动脉及其分支

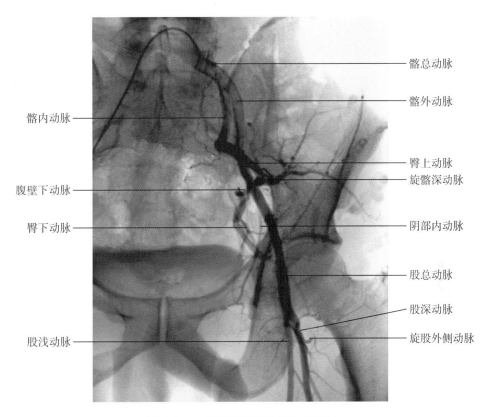

髂总动脉
髂外动脉
髂内动脉
臀上动脉
旋髂深动脉
腹壁下动脉
阴部内动脉
臀下动脉
股总动脉
股深动脉
旋股外侧动脉
股浅动脉

图 4-3-11 髂内髂外动脉的分支分布

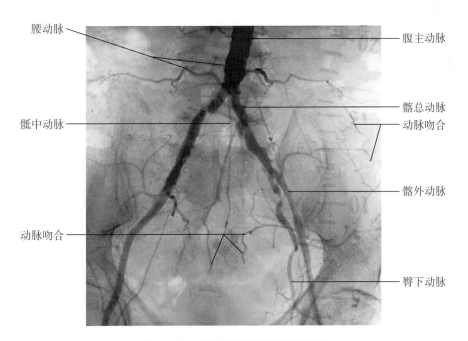

腰动脉
腹主动脉
髂总动脉
动脉吻合
骶中动脉
髂外动脉
动脉吻合
臀下动脉

图 4-3-12 髂动脉闭塞后的侧支循环

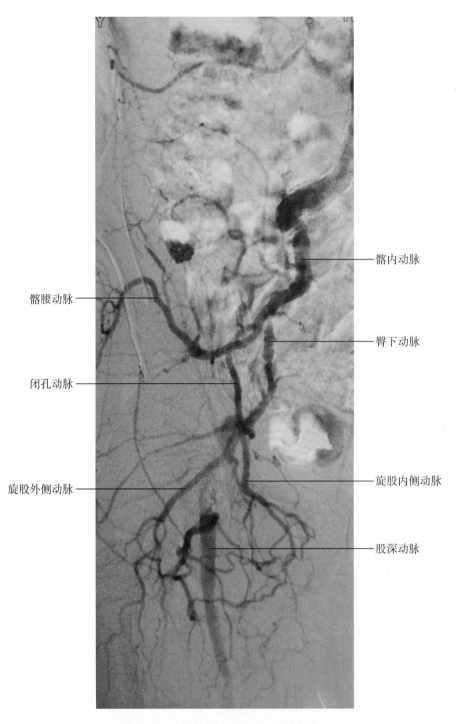

髂内动脉

髂腰动脉

臀下动脉

闭孔动脉

旋股内侧动脉

旋股外侧动脉

股深动脉

图 4-3-13　右髂内与股深动脉的侧支循环

（蒋米尔）

第四章

盆腔静脉及其分支影像解剖

一、盆腔静脉

盆腔静脉的主要属支为髂内静脉。

髂内静脉　在坐骨大孔的稍上方由盆部静脉合成,伴同名动脉的后内侧上行,至骶髂关节前方与髂外静脉汇合成髂总静脉。髂内静脉的属支分为壁支和脏支。

1. 壁支包括臀上、下静脉、闭孔静脉、骶外侧静脉和髂腰静脉,收集同名动脉分布区的静脉血液。

2. 脏支包括直肠上、下静脉、阴部内静脉和子宫静脉等。它们分别起自直肠丛、阴部丛、膀胱丛和子宫阴道丛等,各丛均位于相应脏器的周围,互相连络,其中血流缓慢。直肠丛,按其所在位置可分为直肠内丛和直肠外丛。前者位于直肠黏膜下组织中,后者在肌层外面,二丛彼此通连。由直肠丛发起直肠上静脉、直肠下静脉和肛静脉,分别注入肠系膜下静脉(属门静脉系)、髂内静脉和阴部内静脉。

二、腹部静脉

主要指下腔静脉及其属支。

下腔静脉的属支分为壁支和脏支。

(一) 壁支

有膈下静脉和腰静脉,皆与同名动脉伴行。腰静脉有 4 对,直接注入下腔静脉。各腰静脉之间有纵支相连,称腰升静脉。左、右腰升静脉向上分别注入半奇静脉和奇静脉,向下分别注入左、右髂总静脉。

(二) 脏支

1. 睾丸静脉　(男性)数条,起自睾丸和附睾,呈蔓状缠绕睾丸动脉,组成蔓状静脉丛。此丛的静脉向上逐渐合并,最后合成一干,右侧的以锐角注入下腔静脉,左侧的以直角注入左肾静脉。在女性称为卵巢静脉,起自卵巢,亦组成蔓状静脉丛,经卵巢悬韧带,向上逐渐合并成卵巢静脉,伴随卵巢动脉上行,其回流与男性相同。

2. 肾静脉　左、右各一,经肾动脉前方横行向内,注入下腔静脉。左肾静脉较长,还接受左睾丸静脉(或左卵巢静脉)和左肾上腺静脉。在下腔静脉肝后段发生阻塞时,左肾静脉成为连接下腔静脉与腰升静脉、半奇静脉和左膈静脉的重要通道,此时左肾静脉可以明显增粗、扩张。在门脉高压的部分患者中,脾静脉或门脉分支与左肾静脉之间亦可以建立分流道,成为门脉高压的分流支,熟悉左肾静脉在上述疾病中的病理生理状态有助于介入治疗上述疾病中利用此交通支。

3. 肾上腺静脉　左、右各一,左侧的注入左肾静脉,右侧的注入下腔静脉。

4. 髂总静脉　在骶髂关节前方由髂内静脉和髂外静脉合成,各向内上方斜行,至第4~5腰椎右前方处汇合成下腔静脉。

5. 下腔静脉　左右髂总静脉在第5腰椎右侧汇合形成下腔静脉,沿脊柱右侧上行,穿过膈肌裂孔止于右心房下开口处。下腔静脉为体内最粗大的静脉血管。沿途收集腰静脉、肾静脉、肾上腺静脉、肋间静脉、肝静脉和膈静脉血液。下腔静脉在穿过膈肌裂孔时存在着向左和向前两个角度。

三、肝静脉与门静脉系统

(一) 肝静脉

肝静脉有三条大干,分别称为肝右静脉(来自肝右叶)、肝中静脉(来自肝尾叶和方叶)和肝左静脉(来自肝左叶),它们均包埋于肝实质内,在腔静脉窝处分别注入下腔静脉。肝静脉收集门静脉及肝固有动脉左、右支运到肝内的血液。另有部分人群和肝静脉阻塞的病例存在着副肝静脉,特别是肝静脉阻塞时副肝静脉起到代偿肝静脉回流的作用,副肝静脉开口于第三肝门处。

(二) 门静脉系统

门静脉为一短而粗的静脉干(长 6~8cm),由肠系膜上静脉和脾静脉在胰头后方汇合而成,斜向右上方行走,进入肝十二指肠韧带,经肝固有动脉和胆总管的后方,继续上行至肝门,分两支入肝左、右叶,在肝内反复分支,最后汇入肝血窦(肝内毛细血管网)。门静脉收集食管腹段、胃、小肠、大肠(到直肠上部)、胰、胆囊和脾的静脉血。肝血窦同时接受门静脉分支和肝固有动脉分支导入的血液,后又经其引流入肝静脉。由此可见,门静脉不同于一般静脉。一般静脉由许多小静脉合成主干后,不再分支。门静脉则是介于两种毛细血管之间的静脉干。门静脉及其属支的另一特点是,无功能性静脉瓣,故当门静脉内压力升高时,血液易发生倒流。

门静脉及其属支共同组成门静脉系,其主要功能在于将肠道吸收的营养物质输送到肝,在肝内进行合成、解毒和储存(肝糖原),分泌胆汁,故门静脉可视为肝的功能血管。根据我国的资料统计,门静脉合成形式可有三种类型:

Ⅰ型由肠系膜上静脉和脾静脉合成,而肠系膜下静脉注入脾静脉,占 51.2%;

Ⅱ型由脾静脉、肠系膜上静脉和肠系膜下静脉共同合成,占 15.3%;

Ⅲ型由脾静脉和肠系膜上静脉合成,肠系膜下静脉注入肠系膜上静脉,占 32.7%。

(三) 门静脉的主要属支

1. 肠系膜上静脉　伴同名动脉的右侧上行,除收集同名动脉分支分布区域的血液外,还收纳胃十二指肠动脉供应范围的血液。

2. 脾静脉　于脾门处由数支静脉集合而成,经胰的后方、脾动脉的下方横行向右,除收集同名动脉分支分布区域的静脉血外,还接受肠系膜下静脉血。

3. 肠系膜下静脉　与同名动脉伴行,至胰头后方注入脾静脉或肠系膜上静脉,或直接注入此二静脉的汇合处。

4. 胃左静脉　又称胃冠状静脉,与胃左动脉伴行,注入门静脉。胃左静脉在贲门处与食管静脉吻合,后者注入奇静脉和半奇静脉。借此,门静脉可与上腔静脉系交通。在门脉高压的患者中,门脉血流经胃左静脉反流至贲门和食管静脉,经食管静脉进入奇静脉和上腔静脉,门脉高压之血流经胃底和食管静脉分流是形成胃底和食管静脉曲张的病理基础,也是进行胃冠状静脉栓塞治疗胃底与食管静脉破裂出血的解剖基础。

5. 胃右静脉　与胃右动脉伴行,注入门静脉,并与胃左静脉吻合。胃右静脉在注入门静脉前常接受幽门前静脉,后者在胃十二指肠手术中可作为区别胃与十二指肠的分界标志。

6. 胆囊静脉　收集胆囊壁的血流注入门静脉或其右支。

7. 附脐静脉　为数条细小静脉,起自脐周静脉网,沿肝圆韧带行走,注入门静脉。

(四)门静脉系统与上、下腔静脉系统间的吻合及门静脉侧支循环

门静脉系与上、下腔静脉系之间存在丰富的吻合,主要有下列几处:

1. 通过食管静脉丛在食管下端及胃的贲门附近形成门静脉与上腔静脉间的吻合,其具体交通途径为门静脉的胃左静脉→食管静脉丛→食管静脉→奇静脉→上腔静脉。

2. 通过直肠静脉丛形成门静脉与下腔静脉间的吻合,其交通路径为门静脉→脾静脉→肠系膜下静脉→直肠上静脉→直肠静脉丛→直肠下静脉及肛静脉→髂内静脉→髂总静脉→下腔静脉。

3. 通过脐周静脉网形成的门静脉与上、下腔静脉间的吻合,其具体路径为门静脉→脐周静脉网→再由此网通过下列途径与上、下腔静脉交通:

(1)腹壁浅静脉→大隐静脉→股静脉→髂外静脉→髂总静脉→下腔静脉。

(2)胸腹壁静脉→胸外侧静脉→腋静脉→锁骨下静脉→头臂静脉→上腔静脉。

(3)腹壁上静脉→胸廓内静脉→头臂静脉→上腔静脉。

(4)腹壁下静脉→髂外静脉→髂总静脉→下腔静脉。

4. 通过贴近腹后壁属于门静脉系的肠系膜上、下静脉的小属支,与属于腔静脉系的下位肋间后静脉、膈下静脉、肾静脉和睾丸(或卵巢)静脉等的小属支相吻合。

在正常情况下,门静脉和上、下腔静脉系之间的吻合支细小,血流量较少,均按正常方向分别回流所属静脉系。如果门静脉循环发生障碍(如肝硬化门脉高压),门静脉系的血液可通过上述交通途径所形成的侧支循环,经上、下腔静脉系回流入心脏,借此显示出静脉系所具有的潜在代偿能力。但是,此时由于吻合部位小静脉血流量剧增,使其变得扩张、弯曲变形,呈现静脉曲张现象。曲张静脉一旦破裂,常引起大出血。如果胃底和食管下端的静脉丛发生破裂,则引起呕血;如在直肠静脉丛发生破裂,则引起便血;当脐周围静脉曲张时,则出现腹壁静脉曲张。由于门静脉循环障碍,血流受阻,也可引起脾大,以及胃肠淤血等。

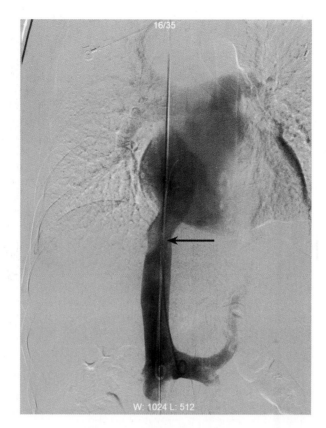

图 4-4-1 下腔静脉正位造影

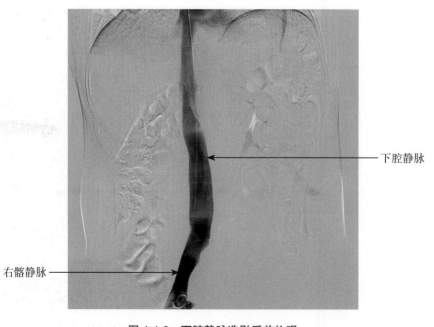

图 4-4-2 下腔静脉造影后前位观

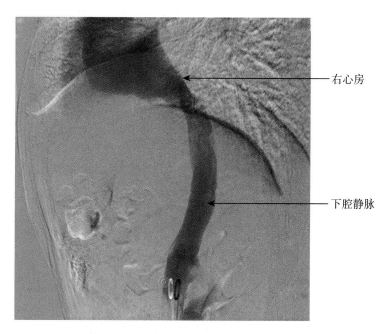

图 4-4-3　下腔静脉侧位造影显示下腔静脉上段向前弯曲

右心房

下腔静脉

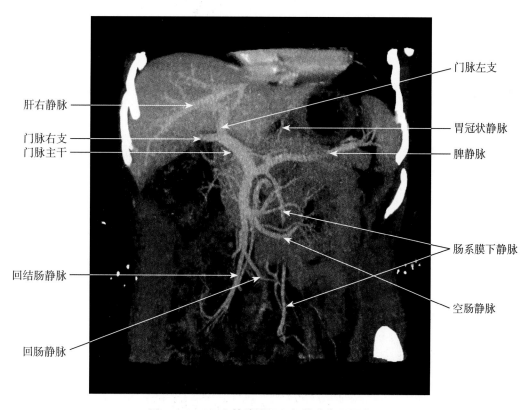

肝右静脉

门脉右支
门脉主干

回结肠静脉

回肠静脉

门脉左支

胃冠状静脉

脾静脉

肠系膜下静脉

空肠静脉

图 4-4-4　CT 血管造影显示门静脉主要属支

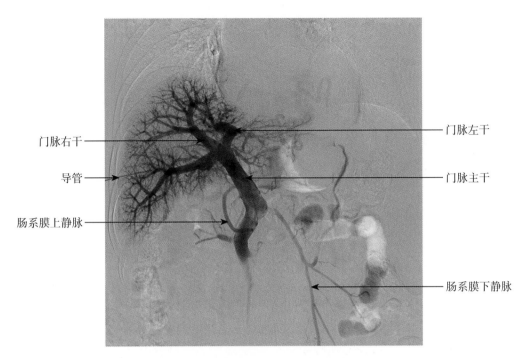

门脉右干

导管

肠系膜上静脉

门脉左干

门脉主干

肠系膜下静脉

图 4-4-5   门静脉造影显示门静脉及其分支

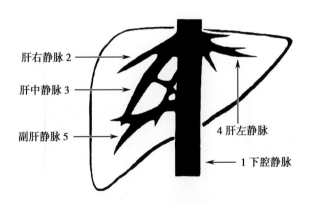

肝右静脉 2

肝中静脉 3

副肝静脉 5

4 肝左静脉

1 下腔静脉

图 4-4-6   肝静脉与副肝静脉示意图

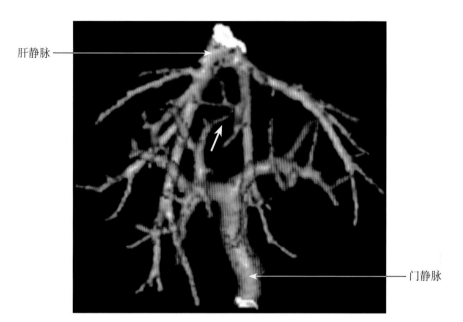

图 4-4-7　三维血管重建显示肝静脉与门静脉空间关系
上方呈蓝色部分为肝静脉系统,下方是红色部分为门静脉系统

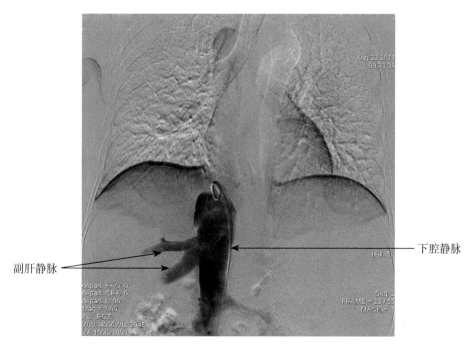

图 4-4-8　下腔静脉闭塞病例,第三肝门处可见粗大副肝静脉

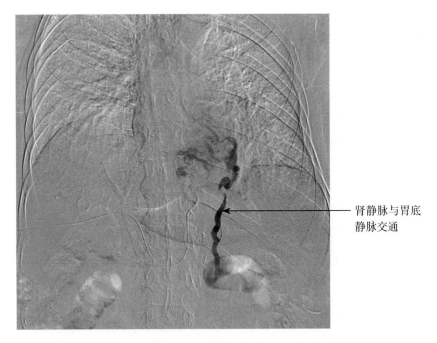

肾静脉与胃底
静脉交通

图 4-4-9　门脉高压，胃底静脉与左肾静脉交通支形成

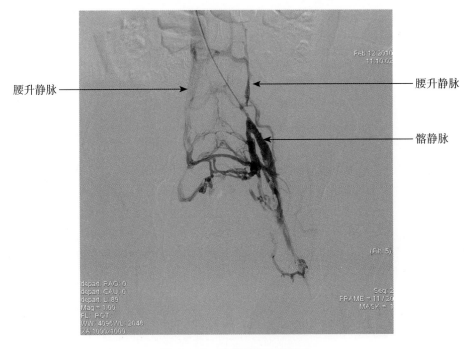

腰升静脉

腰升静脉

髂静脉

图 4-4-10　腰升静脉与髂静脉

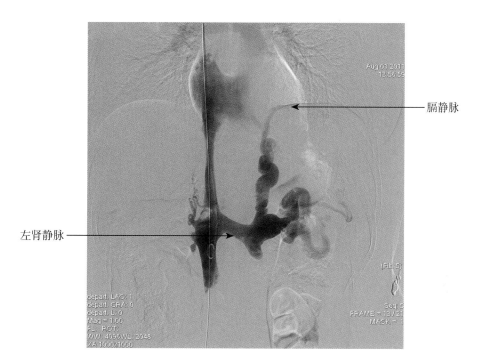

膈静脉

左肾静脉

图 4-4-11 下腔静脉阻塞病例，左肾静脉与膈静脉交通

（祖茂衡）

第五篇

上肢脉管

上 肢 动 脉

第一节　上肢动脉及其分支局部解剖

一、锁骨下动脉（subclavian artery）

左锁骨下动脉起自主动脉弓,右锁骨下动脉在右胸锁关节后方起自头臂干。因此左侧较右侧长。以前斜角肌为界将锁骨下动脉分三段。从起始部至前斜角肌内侧缘为第一段,前斜角肌后面部分为第二段,自前斜角肌外缘至第一肋骨外侧缘为第三段。右锁骨下动脉的前方被胸锁乳突肌、胸骨舌骨肌和胸骨甲状肌覆盖;右颈内静脉和椎静脉越过其前方;交感神经和迷走神经的心支经其前方或后方入胸腔。右胸膜顶和右肺尖恰位于右锁骨下动脉第一段的下方和后方,其间有胸膜上膜。左锁骨下动脉垂直上升至经根部向外上方达前斜角肌内侧缘和后方。左锁骨下动脉第一段右前方有左颈总动脉;腹侧有左头臂静脉、左颈内静脉、椎静脉和左锁骨下静脉;左迷走神经、膈神经、交感神经和迷走神经的心支经锁骨下静脉和动脉之间入胸腔。左锁骨下动脉第一段的后方有食管左缘、胸导管和颈长肌;后外侧与左肺及胸膜相邻,内侧与气管、左喉返神经、食管和胸导管相接。锁骨下动脉第三段前方有锁骨、锁骨下肌、肩胛下动脉和颈外静脉等。其后方与臂丛的中干和上干相邻,至第一肋骨外缘续于腋动脉。

分支:锁骨下动脉分支变异较多,常见的分支有椎动脉、甲状颈干、胸廓内动脉和肋颈干。按照分支分为六个类型:第一型有 3 个独立分支;第二型有上述的 4 个独立分支,该类型最多;第三型有 5 个独立分支,占据第二位;第四型有 6 个独立分支;具有双甲状颈干的为第五型;第六型有 7~8 个分支。

（一）椎动脉

见颈内动脉部分。

（二）甲状颈干（thyrocervical truck）

为一短干,发自锁骨下动脉第一段,分为甲状腺下动脉、肩胛上动脉和颈横动脉。

1. 甲状腺下动脉（inferior thyroid artery）　绝大多数发自甲状颈干,沿前斜角肌内侧上升至环状软骨水平急转向内,经颈总动脉、颈内静脉、迷走神经和交感神经干的后方,至甲状腺后缘中点附近向下行,至甲状腺下极处分数支营养甲状腺、食管、气管等。分支有肌支、食管支、气管支、喉下动脉、颈升动脉和腺支等。

甲状腺下动脉与喉返神经关系密切。喉返神经多与甲状腺下动脉交织或位于动脉及其前方或少数位于动脉及其分支后面。喉返神经的终末端——喉下神经一般均在甲状腺囊内与甲状腺下动脉交叉,故进行甲状腺手术时,在囊外结扎甲状腺下动脉可以避免损伤喉下神经。

2. 肩胛上动脉(suprascapular artery)　自甲状颈干分支后向外经前斜角肌和膈神经的浅面,颈内静脉和胸锁乳突肌的深面,至肩胛锁骨三角,与同名神经伴行,续向外经锁骨后方至肩胛切迹,越过肩胛上横韧带入冈上窝,再绕肩胛颈至冈下窝,营养相应部位。

3. 颈横动脉(transverse cervical artery)　多数单独发出,或与甲状颈干共干发出,经前斜角肌和膈神经的前方,至肩胛提肌的外侧分浅、深2支,营养斜角肌、颈深层肌和肩背部肌肉。

(三) 胸廓内动脉(internal thoracic artery)

起自锁骨下动脉第一段椎动脉相对缘,经胸膜顶前方入胸,沿胸骨外缘垂直下降,至第6肋间分为肌膈动脉和腹壁上动脉二终支。

其他分支还有心包膈动脉、纵隔支、支气管支和气管支、胸骨支、心包支、肋间支等。

1. 心包膈动脉(pericardiacophrenic artery)　是细长的分支,与膈神经伴行,经心包与纵隔胸膜之间至膈。

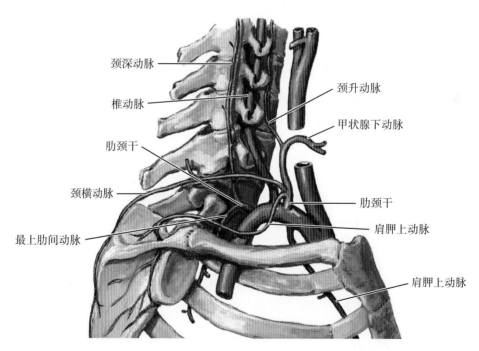

图 5-1-1-1　锁骨下动脉分支

(引自:Atlas of human anatomy. 2ed. Frank H. Netter(美)plate 28)

2. 肌膈动脉(musculophrenic artery)　自第6肋间处分支后经第7~9肋软骨后面向外下行,至第9肋间处穿膈。沿途发出肋间支,与肋间后动脉和旋髂深动脉升支吻合。

3. 腹壁上动脉(superior epigastric artery)　是胸廓内动脉的直接延续,经胸肋三角入腹直肌鞘,行于腹直肌和腹直肌鞘后叶之间,与腹壁下动脉吻合。

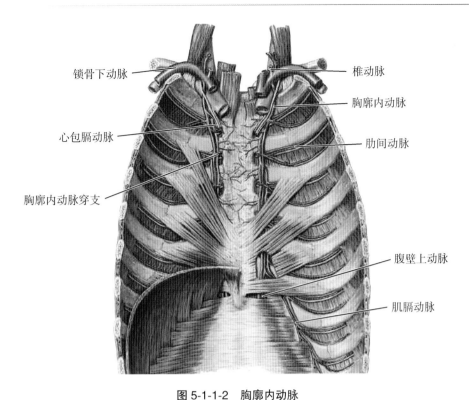

图 5-1-1-2　胸廓内动脉

（引自：Atlas of human anatomy. 2ed. Frank H. Netter（美）plate 176）

（四）肋颈干（costocervical trunk）

是起自锁骨下动脉第一段的短干，在胸膜顶的上方向后行，至第 1 肋骨颈处分为颈深动脉和肋间最上动脉。

1. 颈深动脉（deep cervical artery）　向后在第 8 颈神经的上方经第 7 颈椎横突和第 1 肋骨颈之间至颈深部，分布于颈深肌。

2. 肋间最上动脉（supreme intercostal artery）　在胸膜顶的后方，第 1 肋骨颈和第 1 肋间神经的前方，分支第 1 肋间动脉和第 2 肋间动脉。

二、腋动脉

腋动脉（axillary artery）是锁骨下动脉的直接延续。上端以第 1 肋骨的外缘，下端以大圆肌腱及背阔肌的下缘为界，从背阔肌腱下缘向下移行于肱动脉。以胸小肌为界将其分为三段。第 1 肋骨的外缘至胸小肌上缘处为第一段，胸小肌覆盖的部分为第二段，自胸小肌下缘至大圆肌腱及背阔肌腱的下缘处为第三段。

毗邻关系　腋动脉第一段，位置最深，前方为锁胸筋膜以及穿过此部筋膜的血管和神经。其后方邻接第 1 肋间隙和肋间肌、胸长神经以及臂丛的内侧束等。内侧与腋静脉伴行。上外侧与臂丛的后束和外侧束相邻。

第二段前方为胸小肌。后方为臂丛的后束。内侧仍与腋静脉伴行，其间隔以臂丛的内侧束。外侧与臂丛外侧束毗邻。

第三段前方为正中神经内侧根、胸外侧神经和胸大肌。后方为腋神经、桡神经、旋肱

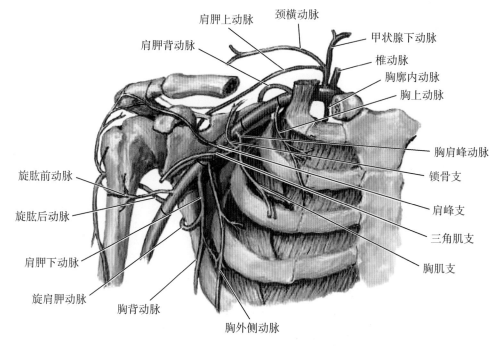

肩胛上动脉　颈横动脉
肩胛背动脉　　　　　　　　　甲状腺下动脉
　　　　　　　　　　　　　椎动脉
　　　　　　　　　　　　胸廓内动脉
　　　　　　　　　　　　胸上动脉
　　　　　　　　　　　　胸肩峰动脉
旋肱前动脉　　　　　　　　　锁骨支
旋肱后动脉　　　　　　　　　肩峰支
　　　　　　　　　　　　三角肌支
肩胛下动脉　　　　　　　　　胸肌支
旋肩胛动脉
胸背动脉
胸外侧动脉

图 5-1-1-3　腋动脉及分支

(引自：Atlas of human anatomy. 2ed. Frank H. Netter(美)plate 398)

后动、静脉。内侧为腋静脉,其间隔以前臂内侧皮神经和尺神经,在腋静脉的内侧更有臂内侧皮神经经过。外侧与喙肱肌邻接,其间隔以肌皮神经和正中神经外侧根。

腋动脉的分支:腋动脉的分支主要有胸上动脉、胸肩峰动脉、胸外侧动脉、肩胛下动脉、旋肱后动脉及旋肱前动脉等。

(一)胸上动脉(superior thoracic artery)

起自腋动脉的第一段,分布于第 1~2 肋间隙。

(二)胸肩峰动脉(thoracoacromial artery)

为一短干,多数起自第一段,在胸小肌上缘处起于腋动脉,穿出锁胸筋膜,分为肩峰支、三角肌支、胸肌支等。

1. 肩峰支　经三角肌深面,越过喙突至肩峰,与旋肱前动脉、旋肱后动脉和肩胛上动脉组成肩峰网。

2. 三角肌支　伴随头静脉,经三角肌、胸大肌间沟,分布于三角肌及肩部皮肤。

3. 胸肌支　分布于经胸大、小肌。

(三)胸外侧动脉(lateral thoracic artery)

多数起自第二段,沿胸小肌下缘走行,分布于前锯肌、胸大肌、胸小肌,女性有一较大分支,绕胸大肌下缘至乳房,称为乳房外侧支。

(四)肩胛下动脉(subscapular artery)

多数发自第三段,为一粗短干,在肩胛下肌下缘附近发出,向后下行,除发小支至该肌外,主要分为旋肩胛动脉和胸背动脉。

1. 旋肩胛动脉(circumflex scapular artery)　经三边孔至冈下窝,分布于冈下肌、肩胛

下肌、肩胛骨、大圆肌、小圆肌、三角肌后部及肱三头肌长头等。

2. 胸背动脉(thoracodorsal artery)　为肩胛下动脉的直接延续,与胸背神经伴行,分布于背阔肌。

(五) 旋肱前动脉(anterior humeral circumflex artery)

由腋动脉第三段发出,经喙肱肌和肱二头肌短头与肱骨外科颈之间与旋肱后动脉吻合。

(六) 旋肱后动脉(posterior humeral circumflex artery)

起自第三段,伴腋神经穿四边孔,绕肱骨外科颈的后外侧与旋肱前动脉吻合。

三、肱动脉

肱动脉(brachial artery)是腋动脉的直接延续,自大圆肌腱下缘下行,经肱二头肌内测沟至桡骨颈水平处分为桡、尺两动脉。

毗邻关系　肱动脉的前面由皮肤、浅筋膜和深筋膜及肱二头肌腱膜覆盖。肱动脉的后方,邻接桡神经和肱深动脉,并隔此二结构与肱三头肌长头、内侧头以及喙肱肌腱等相邻接。肱动脉的外侧与喙肱肌和肱二头肌内侧缘相接;在臂的上半部,肱动脉与贵要静脉伴行,其间隔以尺神经和前臂内侧皮神经;在臂的下半部,其内侧与正中神经相邻。

肱动脉的分支:肱动脉主要分出肱深动脉、尺侧上副动脉、尺侧下副动脉等。

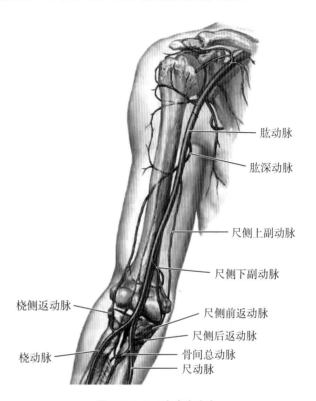

图 5-1-1-4　肱动脉分支

(引自:Atlas of human anatomy. 2ed. Frank H. Netter(美) plate 405)

(一) 肱深动脉(deep brachial artery)

是肱动脉最大的分支,在大圆肌腱的稍下方自肱动脉的后内侧壁起始,伴随桡神经进入肱骨肌管,分出以下各支。

1. 肌支　至三角肌、喙肱肌以及肱三头肌等。

2. 肱骨滋养动脉　在小结节嵴下端以下穿滋养孔入骨内。

3. 中副动脉　发出后与支配肘肌的神经伴行,经肱三头肌内、外侧头之间,继而穿内侧头沿骨面下降至肘关节,参加肘关节网。

4. 桡侧副动脉　为肱深动脉终末支,伴随桡神经下行。

(二) 尺侧上副动脉(superior ulnar collateral artery)

从肱动脉下段发出,参加肘关节网。

(三) 尺侧下副动脉(inferior ulnar collateral artery)

在肱动脉末端发出,参加肘关节网。

四、桡动脉

桡动脉（radial artery）是肱动脉终支之一，先经肱桡肌与旋前圆肌之间，继而在肱桡肌腱与桡侧腕屈肌腱之间下行，绕桡骨茎突至手背，穿第一掌骨间隙到手掌，与尺动脉掌深支吻合形成掌深弓。

毗邻关系 自桡骨颈至桡骨茎突的部分，与同名静脉伴行，其外侧为肱桡肌。在前臂中部分，桡动脉的外侧有桡神经浅支。其内侧，邻接旋前圆肌和桡侧腕屈肌。其后方，自上而下，依次为肱二头肌腱、旋后肌、旋前圆肌的止点部分、指浅屈肌、拇长屈肌、旋前方肌以及桡骨下端等。桡动脉的前方，被肱桡肌遮蔽；下部仅被皮肤、浅筋膜和固有筋膜覆盖。在腕部，桡动脉经桡骨茎突的下方转向外，经舟骨、大多角骨和第一掌骨基底的表面，拇长展肌、拇短伸肌腱与桡骨之间，至手部。在手部，自手背第一骨间隙的近侧端，穿经第一

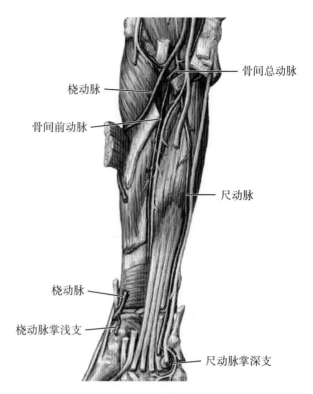

图 5-1-1-5　桡、尺动脉
（引自：Atlas of human anatomy. 2ed. Frank H. Netter（美）plate 418）

骨间背侧肌至手掌，拇收肌深面至骨间肌的掌侧，达第五掌骨基底，与尺动脉掌深支吻合形成掌深弓。

自桡动脉分出桡侧返动脉、肌支、掌浅支、拇主要动脉等。

（一）桡侧返动脉（radial recurrent artery）
向外上经肱桡肌的尺侧、旋后肌与肱肌的掌侧，与桡神经伴行，沿途发小支至邻近诸肌。

（二）肌支
桡动脉沿途发分支至前臂桡侧诸肌。

（三）掌浅支（superficial palmar branch）
当桡动脉转向手背时发出，穿经鱼际肌或沿其表面下行，与尺动脉吻合构成掌浅弓。

（四）拇主要动脉（principal artery of thumb）
桡动脉转到手掌时发出，分为 3 支，分布于拇指掌面两侧和示指桡侧缘。

五、尺动脉

尺动脉（ulnar artery）是肱动脉的终末支之一，比桡动脉稍粗大，在桡骨颈的稍下方发出，向内下行，经前臂浅层与深层屈肌之间至尺侧腕屈肌的桡侧（约在前臂的中点处），继续下降达豌豆骨的桡侧，经腕掌侧韧带与屈肌支持带之间到手掌，终末支与桡动脉掌浅支

吻合后形成掌浅弓。

毗邻关系 在前臂,尺动脉经浅、深两层屈肌之间,正中神经自尺动脉的内侧越至外侧,继续向下,位于肱肌和指深屈肌的浅侧。在前臂远侧部,尺动脉位置较浅,沿指深屈肌的表面,经尺侧腕屈肌与指浅屈肌之间下行。在腕部和手掌,尺动脉在豌豆骨和尺神经的桡侧,腕掌侧韧带和屈肌支持带之间下行,经掌短肌与小鱼际肌之间至手掌,末端与桡动脉掌浅支吻合形成掌浅弓。

自尺动脉发出尺侧返动脉、骨间总动脉、肌支以及掌深支等。

(一)尺侧返动脉(ulnar recurrent artery)

在肱肌与旋前圆肌之间上升,沿途发小支至邻近诸肌。

(二)骨间总动脉(common interosseous artery)

是一支粗而短的干,向外下斜降,至前臂骨间膜上缘处,分为骨间前动脉和骨间后动脉两大支。

1. 骨间前动脉(anterior interosseous artery) 自骨间总动脉分出后,在指深屈肌和拇长屈肌之间,自旋前方肌上缘至该肌的背侧,穿骨间膜远侧端的裂孔达腕背侧,参加腕背侧网。

2. 骨间后动脉(posterior interosseous artery) 自骨间总动脉分出后,经骨间膜上缘与斜索之间至前臂背侧,穿旋后肌与拇长展肌之间下行,经前臂深、浅两层深肌之间与骨间后神经伴行,至前臂下部与骨间前动脉吻合,末支加入腕背侧网。

3. 肌支 尺动脉沿途发肌支至前臂尺侧诸肌。

4. 掌深支(deep palmar branch) 自尺动脉发出后,经小指展肌与小指短屈肌之间至手掌深部,与桡动脉末端吻合构成掌深弓。

六、掌浅弓和掌深弓

(一)掌浅弓(superficial palmar arch)

通常由尺动脉末端和桡动脉掌浅支组成。自掌浅弓除发出一些小的肌支和皮支外,主要发出3条指掌侧总动脉和小指尺掌侧动脉。

1. 指掌侧总动脉(common palmar digital arteries) 共3条,自弓的凸侧发出,至掌指关节附近,接受掌深弓的掌心动脉和来自掌背动脉的穿支,分为两支指掌侧固有动脉,分别分布至第2~5指的相对缘。

2. 小指尺掌侧动脉(ulnar palmar artery of quinary finger) 自掌浅弓发出,沿小鱼际肌表面下降,分布至小指的尺侧缘。

(二)掌深弓(deep palmar arch)

由桡动脉末端和尺动脉的掌深支组成。自掌深弓发出掌心动脉、返支和穿支。

1. 掌心动脉(palmar metacarpal arteries) 位于屈指肌腱深面,自弓的凸侧发出3条掌心动脉,至掌指关节附近与相应的指掌侧固有动脉相吻合。

2. 返支(recurrent branch) 自弓的凹侧发出,行向腕部,参加腕掌侧网。

3. 穿支(perforating branches) 自掌深弓发出,一般为3支,穿过第2~4骨间背侧肌两头间至手背,与相应的掌背动脉吻合。

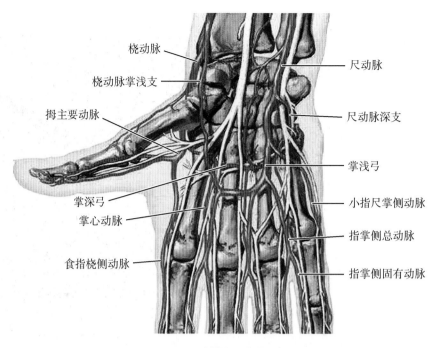

图 5-1-1-6 掌浅弓、掌深弓分支

（引自 : Atlas of human anatomy. 2ed. Frank H. Netter（美）plate 435）

（乔海滨）

第二节 上肢动脉及其分支影像解剖

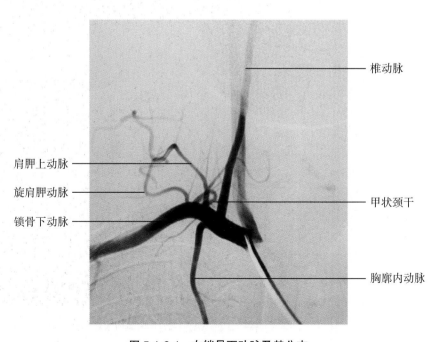

图 5-1-2-1 右锁骨下动脉及其分支

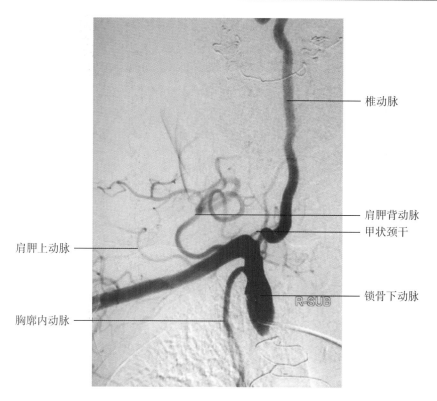

椎动脉

肩胛背动脉
甲状颈干

肩胛上动脉

锁骨下动脉

胸廓内动脉

图 5-1-2-2　右锁骨下动脉及其分支

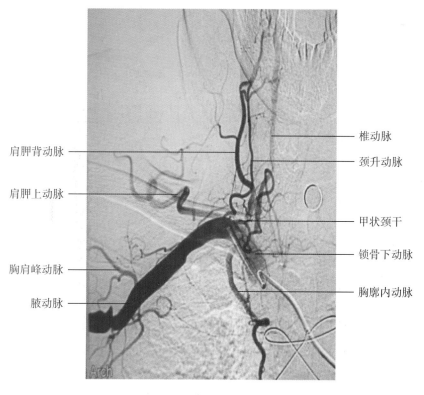

肩胛背动脉

椎动脉

颈升动脉

肩胛上动脉

甲状颈干

锁骨下动脉

胸肩峰动脉

腋动脉

胸廓内动脉

图 5-1-2-3　锁骨下动脉及其分支

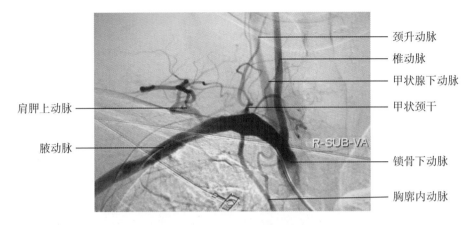

图 5-1-2-4　锁骨下动脉及其分支

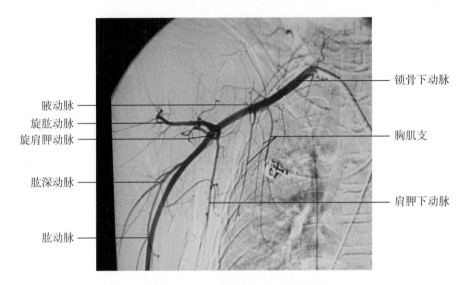

图 5-1-2-5　右锁骨下动脉及其分支

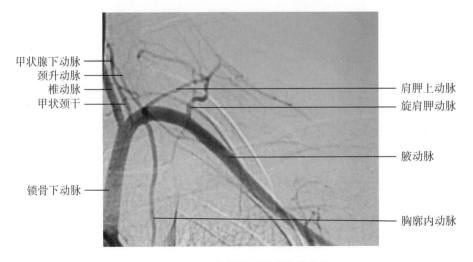

图 5-1-2-6　左锁骨下动脉及其分支

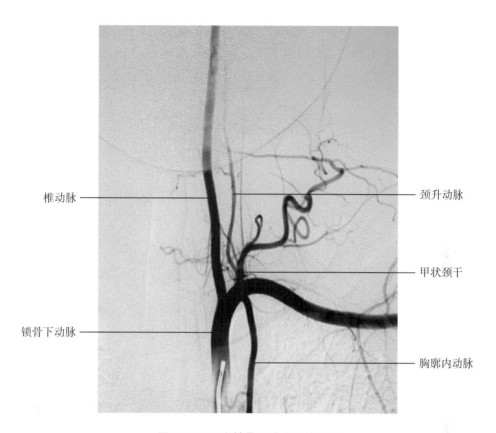

椎动脉

颈升动脉

甲状颈干

锁骨下动脉

胸廓内动脉

图 5-1-2-7 左锁骨下动脉及其分支

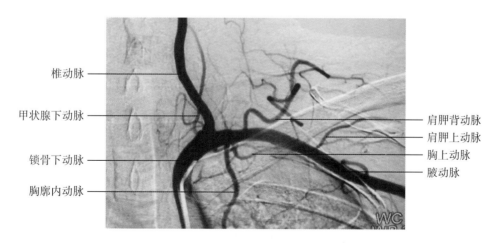

椎动脉

甲状腺下动脉

锁骨下动脉

胸廓内动脉

肩胛背动脉

肩胛上动脉

胸上动脉

腋动脉

图 5-1-2-8 左锁骨下动脉及其分支

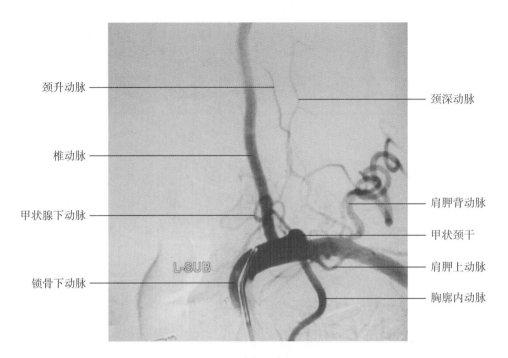

颈升动脉

颈深动脉

椎动脉

甲状腺下动脉

肩胛背动脉

甲状颈干

肩胛上动脉

锁骨下动脉

胸廓内动脉

L-SUB

图 5-1-2-9   左锁骨下动脉及其分支

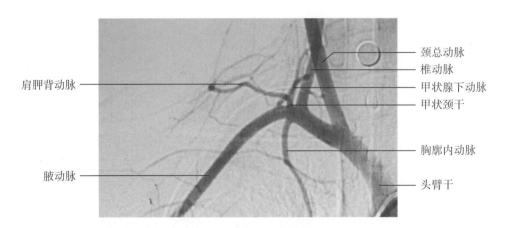

颈总动脉

椎动脉

肩胛背动脉

甲状腺下动脉

甲状颈干

胸廓内动脉

腋动脉

头臂干

图 5-1-2-10   右锁骨下动脉及其分支

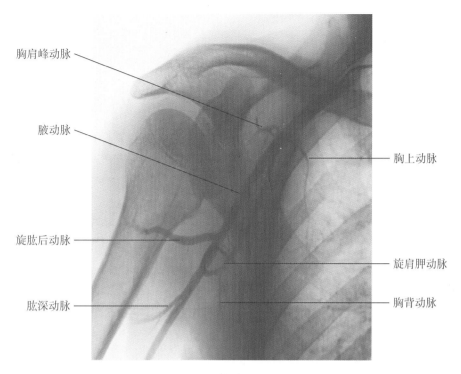

胸肩峰动脉

腋动脉

旋肱后动脉

肱深动脉

胸上动脉

旋肩胛动脉

胸背动脉

图 5-1-2-11　右腋动脉及其分支

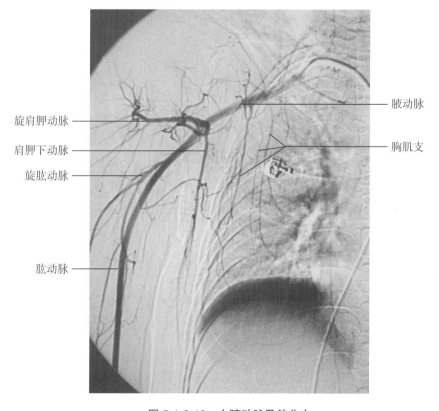

旋肩胛动脉

肩胛下动脉

旋肱动脉

肱动脉

腋动脉

胸肌支

图 5-1-2-12　右腋动脉及其分支

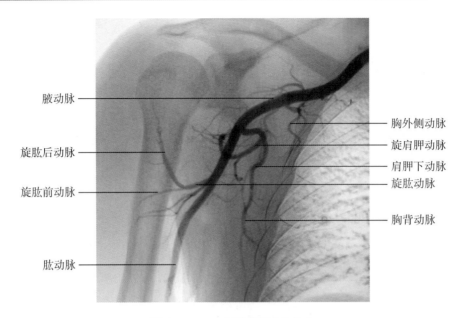

腋动脉

旋肱后动脉

旋肱前动脉

肱动脉

胸外侧动脉

旋肩胛动脉

肩胛下动脉

旋肱动脉

胸背动脉

图 5-1-2-13　右腋动脉及其分支

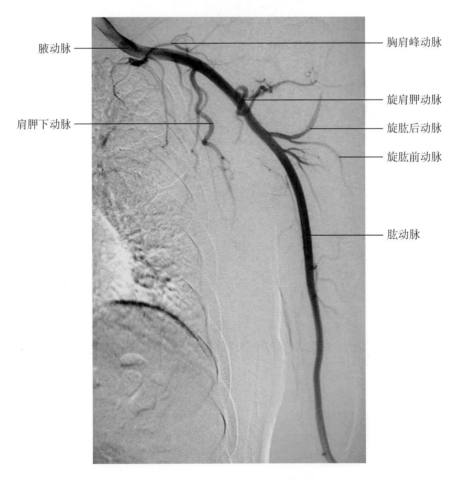

腋动脉

肩胛下动脉

胸肩峰动脉

旋肩胛动脉

旋肱后动脉

旋肱前动脉

肱动脉

图 5-1-2-14　左腋及左肱动脉

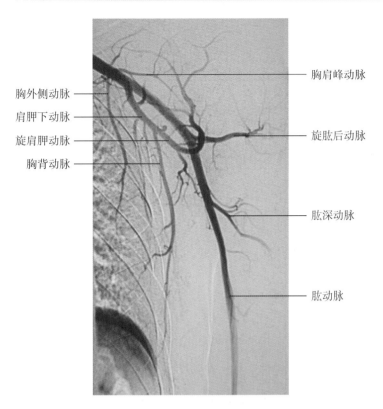

胸外侧动脉 —

肩胛下动脉 —

旋肩胛动脉 —

胸背动脉 —

— 胸肩峰动脉

— 旋肱后动脉

— 肱深动脉

— 肱动脉

图 5-1-2-15 左腋动脉

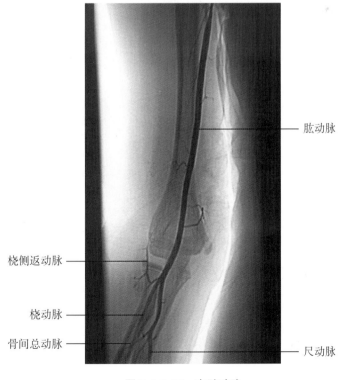

— 肱动脉

桡侧返动脉 —

桡动脉 —

骨间总动脉 —

— 尺动脉

图 5-1-2-16 右肱动脉

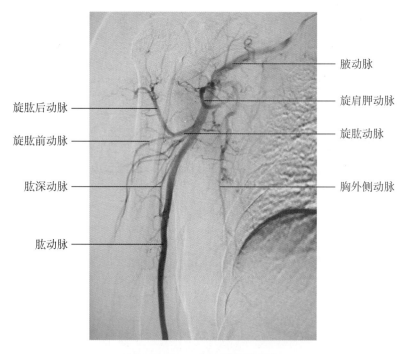

旋肱后动脉 —

旋肱前动脉 —

肱深动脉 —

肱动脉 —

— 腋动脉

— 旋肩胛动脉

— 旋肱动脉

— 胸外侧动脉

图 5-1-2-17 右肱动脉及分支

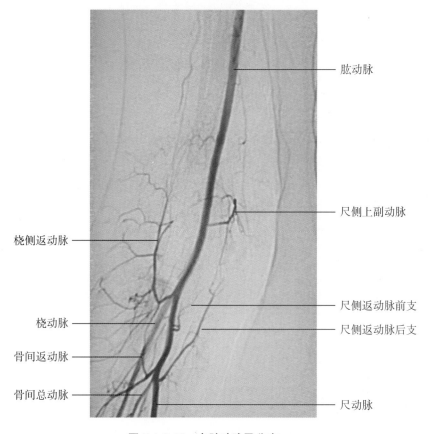

桡侧返动脉 —

桡动脉 —

骨间返动脉 —

骨间总动脉 —

— 肱动脉

— 尺侧上副动脉

— 尺侧返动脉前支

— 尺侧返动脉后支

— 尺动脉

图 5-1-2-18 右肱动脉及分支

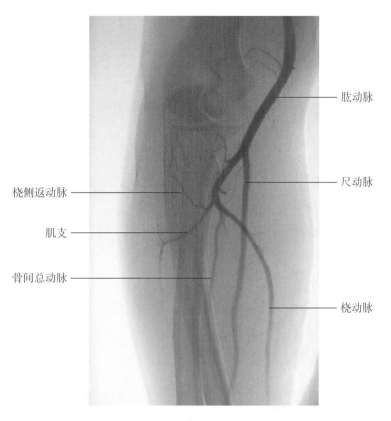

桡侧返动脉

肌支

骨间总动脉

肱动脉

尺动脉

桡动脉

图 5-1-2-19 右肱动脉及桡尺动脉

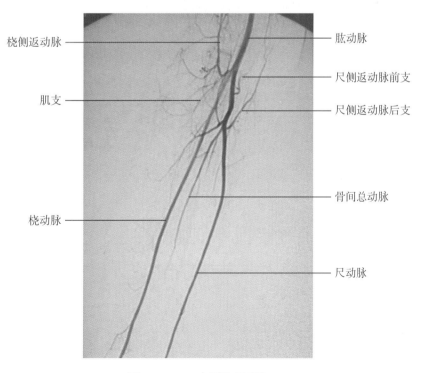

桡侧返动脉

肌支

桡动脉

肱动脉

尺侧返动脉前支

尺侧返动脉后支

骨间总动脉

尺动脉

图 5-1-2-20 右侧桡尺动脉

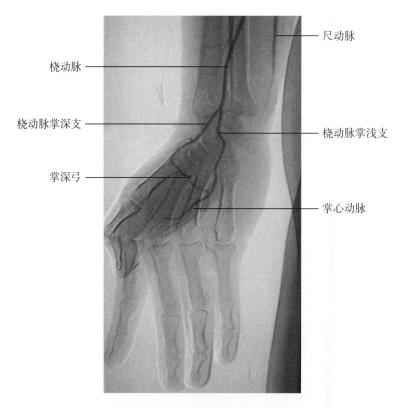

桡动脉
桡动脉掌深支
掌深弓

尺动脉
桡动脉掌浅支
掌心动脉

图 5-1-2-21 右桡尺动脉远端

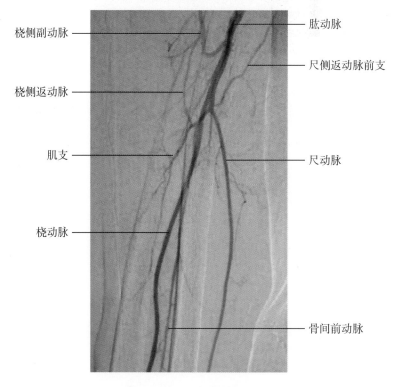

桡侧副动脉
桡侧返动脉
肌支
桡动脉

肱动脉
尺侧返动脉前支
尺动脉
骨间前动脉

图 5-1-2-22 右桡尺动脉

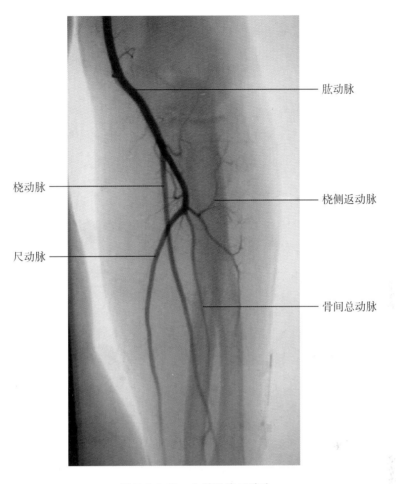

肱动脉

桡动脉

尺动脉

桡侧返动脉

骨间总动脉

图 5-1-2-23 左肱及桡尺动脉

（谷涌泉 郭连瑞 佟 铸）

第二章
上肢静脉及其分支影像解剖

上肢的静脉分浅静脉和深静脉两种。浅静脉位于皮下浅筋膜中、深筋膜的表面,不与动脉伴行;而深静脉与同名动脉伴行。浅、深静脉间有广泛的交通,并且二者都有瓣膜,深静脉的瓣膜比浅静脉的多。上肢静脉最终都汇入腋静脉。

一、上肢浅静脉

上肢浅静脉包括手的浅静脉、前臂和臂的浅静脉两部分。

手的浅静脉指背静脉,沿指背两侧向近侧上升,彼此由一些斜行的交通支互相连接。相邻指的指背静脉彼此汇合形成掌背静脉。掌背静脉在手背中部互相连接组成手背静脉网,手的浅静脉向上延续于头静脉、贵要静脉。

前臂和臂的浅静脉:包括头静脉、贵要静脉和前臂正中静脉及其属支等。

头静脉(cephalic vein):起自手背静脉网的桡侧,沿前臂桡侧、前面上行至肘窝,在肘窝处,沿肱桡肌与肱二头肌之间向外上方,经前臂外侧皮神经的表面,沿肱二头肌外侧缘继续上升,至臂的上 1/3 处,头静脉位于三角肌与胸大肌之间的沟内,与胸肩峰动脉的三角肌支伴行,然后进入锁骨下窝,经胸大肌锁骨头的后面,穿锁胸筋膜,经腋动脉的前面,至锁骨的稍下方注入腋静脉。少数头静脉末端可注入颈外静脉或锁骨下静脉。或以两支分别注入腋静脉、颈外静脉和锁骨下静脉三者中的两条。头静脉全长均有瓣膜,平均有11 个。头静脉收集手、前臂桡侧浅层结构的静脉血。头静脉在肘窝处通过肘正中静脉与贵要静脉相交通。

贵要静脉(basilic vein):起于手背静脉网的尺侧,沿前臂前面尺侧上行,在肘窝处接受肘正中静脉后,继续沿肱二头肌内侧上行,至臂中点稍下方穿过深筋膜注入肱静脉,或伴随肱静脉汇入腋静脉。贵要静脉收集手及前臂尺侧部浅层结构的静脉血。贵要静脉收纳肘正中静脉以前可出现瓣膜,在前臂部各段均可见,一般为 4~8 个。

肘正中静脉(median cubital vein):是肘窝处斜行于皮下的短静脉干,变异较多,一般由头静脉发出,经肱二头肌腹膜表面向内侧汇入贵要静脉。肘正中静脉常接受前臂正中静脉,后者有时又分别注入贵要静脉和头静脉。肘正中静脉有时很粗大,可将头静脉的全部或大部分血液引到贵要静脉,致使头静脉的上段消失或很小。肘正中静脉多为一支,也可出现双肘正中静脉或缺如。肘正中静脉多有 1~2 个瓣膜。

二、上肢深静脉

上肢深静脉与同名动脉伴行,一般为两支,位于同名动脉两侧,两支间有多数小的横支互相连接。上肢的大部分静脉血由浅静脉引流,深静脉的引流量较小。

手的深静脉:手背深静脉网,位于伸肌腱的深侧,与腕背动脉网的分支伴行。该网的血液经浅网及桡动脉的伴行静脉注入肱静脉,并同手背静脉网的属支——掌背静脉与掌深静脉吻合。掌浅静脉弓和掌深静脉弓均为双静脉弓,分别与动脉的掌浅弓和掌深弓伴行,它们的属支均与动脉弓的分支同名,即指掌侧静脉和掌心静脉分别汇入掌浅静脉弓和掌深静脉弓。指掌侧固有静脉与同名动脉伴行,向近侧汇入指掌侧静脉。

前臂和臂的深静脉:

桡静脉起自手背静脉网,有两支,与桡动脉伴行,向上至肘窝与尺静脉汇合组成肱静脉。两支桡静脉间可有 5~6 支交通支,多为横支,位于动脉干的深侧,中段的交通支多为斜行并吻合成网。

尺静脉比桡静脉稍粗大,接受来自掌深静脉弓的属支,在腕部与浅静脉相交通。至肘部附近,收纳骨间前、后静脉,并以较大的交通支与肘正中静脉相连。两尺静脉间可存在 6~7 条交通支。

肱静脉有两支,与同名动脉伴行,两静脉间有多数横支互相吻合,并接受同名动脉分支的伴行静脉,至肩胛下肌或大圆肌腱下缘处,肱静脉的内侧支接受贵要静脉后与外侧支汇合,向上延续为腋静脉。

腋静脉(axillary vein):位于腋动脉前内侧,两者之间有胸内侧神经、臂丛内侧束、尺神经以及前臂内侧皮神经通过。在腋静脉的内侧更有臂内侧皮神经伴行。收集上肢浅、深

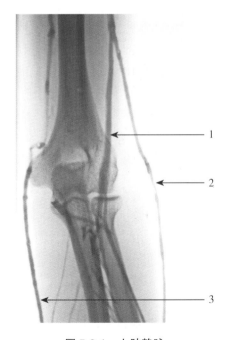

图 5-2-1　上肢静脉
1.肱静脉　2.头静脉　3.贵要静脉

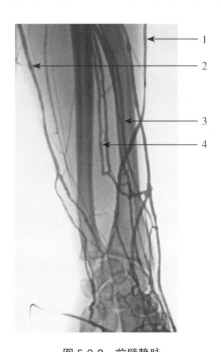

图 5-2-2　前臂静脉
1.头静脉　2.贵要静脉　3.尺静脉　4.桡静脉

静脉的全部血液,跨过第1肋骨外缘后续为锁骨下静脉。上肢深静脉从手掌至腋腔的深静脉都与同名动脉伴行,而且多为两条,伴行静脉之间有广泛的吻合,同时与浅静脉间也有多处吻合。两条肱静脉多在胸大肌下缘处汇合成一条腋静脉。腋静脉的属支几乎全部是成对的。如胸肩峰静脉、胸外侧静脉、肩胛下静脉等,均与同名动脉伴行汇入腋静脉。腋静脉全程均为可出现瓣膜,其中以第三段和腋静脉的起始端、终末端出现率较高。

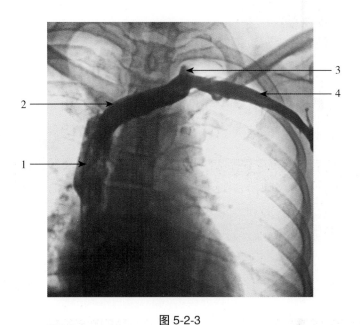

图 5-2-3

1.上腔静脉　2.左头臂静脉　3.左颈内静脉　4.左锁骨下静脉

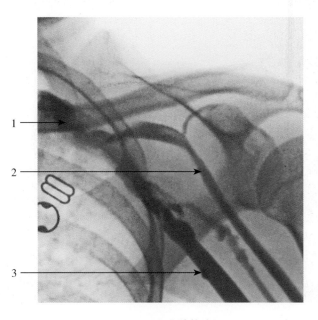

图 5-2-4　左上肢静脉

1.腋静脉　2.头静脉　3.肱静脉

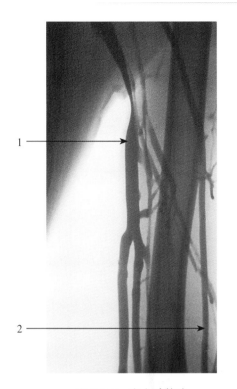

图 5-2-5 左上肢静脉
1. 肱静脉 2. 头静脉

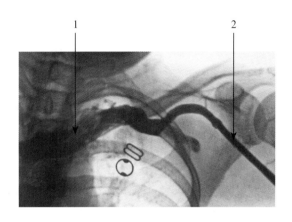

图 5-2-6
1. 锁骨下静脉 2. 腋静脉

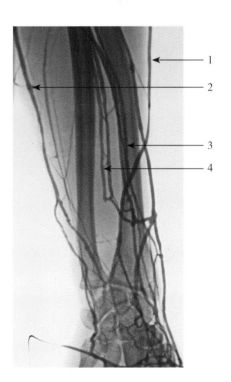

图 5-2-7 上肢浅静脉
1. 头静脉 2. 贵要静脉 3. 尺静脉 4. 桡静脉

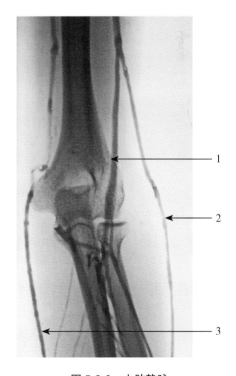

图 5-2-8 上肢静脉
1. 肱静脉 2. 头静脉 3. 贵要静脉

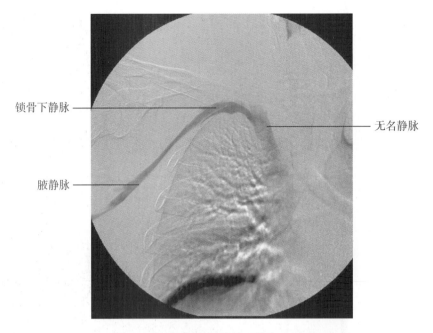

锁骨下静脉 ——

—— 无名静脉

腋静脉 ——

图 5-2-9　右腋静脉、锁骨下静脉、无名静脉

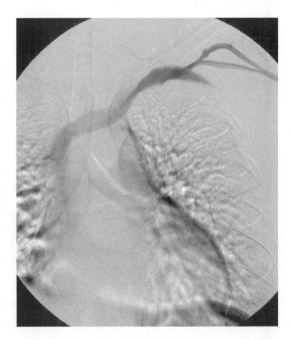

图 5-2-10　左头静脉汇入腋静脉

（李晓强）

第六篇

下肢脉管

下 肢 动 脉

第一节　下肢动脉及其分支局部解剖

一、髂外动脉

髂外动脉（external iliac artery）从骶髂关节前面与髂内动脉分离后,沿腰大肌内侧缘下降,经腹股沟韧带中点深面至股前部,移行为股动脉。

左、右髂外动脉的毗邻略有不同。右髂外动脉起始部的前方,有输尿管和回肠末端经过;而乙状结肠则位于左髂外血管的腹侧。睾丸血管（或卵巢血管）、输精管（或子宫圆韧带）、生殖股神经的生殖支,均从髂外动脉的前方越过;旋髂深静脉自髂外动脉末端经过注入髂外静脉。髂外动脉的后方,与髂外静脉的上段和腰大肌内侧缘及其腱相邻。髂外动脉下段的内侧,与髂外静脉伴行。其外侧与腰大肌和髂筋膜相接。

髂外动脉的分支有腹壁下动脉和旋髂深动脉。

（一）腹壁下动脉（inferior epigastric artery）

在腹股沟韧带的稍上方或后方发出,穿腹横筋膜,进入腹直肌鞘,分布于腹直肌并与腹壁上动脉吻合。

1. 提睾肌动脉（cremasteric artery）　伴随精索进入腹股沟管,至提睾肌和精索被膜,与睾丸动脉和阴部动脉吻合。在女性,此血管细小,称为子宫圆韧带动脉。

2. 耻骨支（pubic branch）　经股管内口的上方或下方至耻骨支的后面,与闭孔动脉的同名支吻合。

3. 皮支（cutaneous branch）　穿腹外斜肌腱至腹部皮下,与腹壁浅动脉吻合。

4. 肌支　至邻近腹肌及腹膜。

（二）旋髂深动脉（deep iliac circumflex artery）

沿腹股沟韧带后方,向外上行达髂前上棘附近,穿腹横肌,沿髂嵴或其稍上方,经腹横肌与腹内斜肌之间,其分支与髂腰动脉吻合。

二、股动脉

股动脉（femoral artery）为髂外动脉的直接延续,在腹股沟韧带中点的后方经血管腔隙

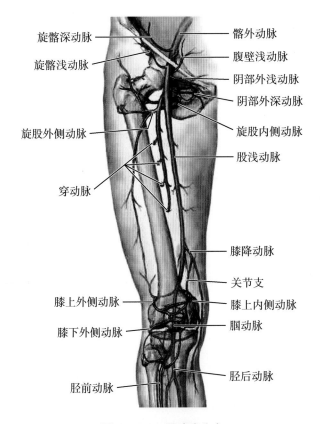

旋髂深动脉 ——— 髂外动脉

旋髂浅动脉 ——— 腹壁浅动脉

——— 阴部外浅动脉

——— 阴部外深动脉

旋股外侧动脉 ——— 旋股内侧动脉

——— 股浅动脉

穿动脉 ———

——— 膝降动脉

——— 关节支

膝上外侧动脉 ——— 膝上内侧动脉

——— 腘动脉

膝下外侧动脉 ———

——— 胫后动脉

胫前动脉 ———

图 6-1-1-1 股动脉分支

（引自：Atlas of human anatomy. 2ed. Frank H. Netter（美）plate 477）

至股三角,由股三角尖端向下进入收肌管,穿大收肌腱裂孔至腘窝,移行于腘动脉。

毗邻关系 股动脉在血管腔隙,位于股静脉与髂耻骨梳韧带之间,被股鞘包裹。动脉和静脉借纤维隔分开。股动脉在股三角内位置表浅,前有腹股沟淋巴结、旋髂浅静脉及髂腹股沟神经,至股三角尖端处,其前面尚有股内侧皮神经跨过。后面与髂腰肌和耻骨肌为邻,其间有耻骨肌神经横跨。股动脉的外侧为股神经,其后内侧与股静脉相接。股动脉在收肌管,其前面为收肌管的前壁及缝匠肌;前外侧有股内侧肌;动脉的后面与长收肌和大收肌相接。

股动脉的分支:腹壁浅动脉、旋髂浅动脉、阴部外动脉、股深动脉以及膝降动脉等。

（一）腹壁浅动脉（superficial epigastric artery）

穿经隐静脉裂孔上部,向上越腹股沟韧带浅面上升,约至脐部水平,分布于腹壁皮肤和浅筋膜,并与腹壁上动脉及对侧的腹壁下动脉和同名动脉吻合。

（二）旋髂浅动脉（superficial iliac circumflex artery）

自隐静脉裂孔出皮下,沿腹股沟韧带下缘向外上斜升,至髂前上棘附近,分布于髂嵴附近皮肤和筋膜。

（三）阴部外动脉（external pudendal arteries）

向内经耻骨肌和长收肌的表面,其分支穿出阔筋膜或筛筋膜,分布于阴囊或大阴唇。

（四）腹股沟支（inguinal branches）

为数小支,自股动脉直接分出,至腹股沟浅淋巴结附近。

（五）股深动脉（deep femoral artery）

在腹股沟韧带中点下起至股动脉,向内下行经股内侧肌与收肌群之间,分出旋股内侧动脉、旋股外侧动脉及 3~4 支穿动脉。

股深动脉的分支:

1. 旋股内侧动脉（medial femoral circumflex artery） 由股深动脉或股动脉发出后,向内行经股血管的后方至耻骨肌与髂腰肌之间分布于大腿内侧肌群。

2. 旋股外侧动脉（lateral femoral circumflex artery） 由股深动脉的外侧壁或从股动脉直接发出,向外穿过股神经分支,分布于大腿前肌群。

3. 穿动脉（perforating arteries） 一般分为 3~4 支,多者可达 5~6 支。依次自股深动脉发出。

（1）第一穿动脉（the first perforating artery）:经过耻骨肌与短收肌之间（或穿过短收肌）,穿大收肌腱至股后部,分布于此二肌及股二头肌。

（2）第二穿动脉（the second perforating artery）:在短收肌止点的下方,穿过大收肌腱与股骨之间,至股后部分为升、降二支,分别与第一、第三穿动脉吻合。

（3）第三穿动脉（the third perforating artery）:在长收肌、大收肌与股骨之间穿至股后,与第二穿动脉及腘动脉的肌支吻合。

（4）第四穿动脉（the forth perforating artery）:是股深动脉的终末支,穿过大收肌腱至股后部,分布于股二头肌短头及股外侧肌。

（六）膝降动脉（descending genicular artery）

在收肌管内自股动脉发出,首先分出隐支后,在股内侧肌下行,经大收肌腱前方至膝关节的内侧,与膝上内动脉吻合构成膝关节网。

三、腘动脉（popliteal artery）

是股动脉的直接延续,自收肌管下口（大收肌腱裂孔）处,向下至腘窝,移行为腘动脉。

毗邻关系 腘动脉上段的深面与腘面相邻,下段与膝关节囊和腘肌相邻。腘动脉的浅部为腘静脉和胫神经,腘静脉位于动脉的后外侧,胫神经在腘静脉的后外方,从腘动脉的外侧至其内侧。

腘动脉的分支:

（一）肌支（muscular branch）

分布于股二头肌和半膜肌。

（二）关节支

分布至膝关节的分支,有以下数条。

1. 膝中动脉（middle genicular artery） 穿腘斜韧带和膝关节囊,营养交叉韧带、半月板及滑膜皱襞等。

2. 膝上内侧动脉（medial superior genicular artery） 在股骨内侧髁上方紧贴骨面经半腱肌、半膜肌和大收肌腱与骨面之间至膝关节前面,参与膝关节网。

3. 膝下内侧动脉（medial inferior genicular artery） 自胫侧副韧带与胫骨内侧髁之间至膝关节前面,参加膝关节网,并发支营养胫骨。

4. 膝上外侧动脉（lateral superior genicular artery） 常与膝中动脉共干发出,经股骨外侧髁上方、股二头肌腱与骨面之间至膝关节前面,参与膝关节网。

5. 膝下外侧动脉(lateral inferior genicular artery) 向外行,经腓侧副韧带与胫骨外侧髁之间至膝关节前面,参与膝关节网。

四、胫后动脉(posterior tibial artery)

胫后动脉自腘动脉分出后经比目鱼肌腱弓与胫、腓二骨及骨间膜所围成的孔隙,向下经小腿浅、深层两层屈肌之间,在小腿深筋膜深层的前面;胫神经位于胫后动脉的外侧。胫后动脉向下沿趾长屈肌外侧缘下降至小腿下 1/3 的部分,小腿三头肌腱的内侧缘,继经内髁后方、屈肌支持带的深侧,踇长屈肌腱内侧的腱纤维鞘至足底,足底内侧动脉和足底外侧动脉。

分支:

(一) 腓动脉(peroneal artery)

起自胫后动脉上部,沿腓骨内侧下降,分支营养邻近诸肌和胫、腓骨。

(二) 足底内侧动脉(medial plantar artery)

为胫后动脉较细的终支之一,其起始部位于踇展肌的深侧,前行经踇展肌与趾短屈肌之间,最后沿踇长屈肌腱下缘至踇趾胫侧,并与第一跖骨背动脉相交通,分布于足底内侧。

(三) 足底外侧动脉(lateral plantar artery)

在足底,向外侧斜行至第 5 跖骨底处,转向内侧至第 1 跖骨间隙处,与足背动脉的足底深动脉构成足底深弓(deep plantar arch)。至弓的凸侧发出 4 支足心动脉。

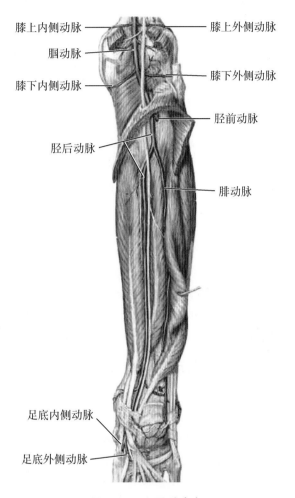

膝上内侧动脉 —— 　　　—— 膝上外侧动脉

腘动脉

　　　—— 膝下外侧动脉

膝下内侧动脉 ——

　　　—— 胫前动脉

胫后动脉 ——

　　　—— 腓动脉

足底内侧动脉 ——

足底外侧动脉 ——

图 6-1-1-2　胫后动脉

(引自:Atlas of human anatomy. 2ed. Frank H. Netter(美) plate 483)

五、胫前动脉(anterior tibial artery)

胫前动脉穿小腿骨间膜上端的裂孔至小腿深面,经胫骨前肌与趾长伸肌之间,沿骨间膜前面下降,在踝关节以上紧贴胫骨外侧面,行于胫骨前肌与踇长伸肌之间,至踝关节时,踇长伸肌腱自其前面斜过,伸肌上、下支持带覆盖在胫前动脉的表面,至足背延续于足背动脉。腓深神经与动脉全程伴行。神经位于动脉的外侧。

分支:

（一）胫后返动脉（posterior tibial recurrent artery）

穿经腘肌至膝关节后面，与膝下内、外侧动脉吻合，并发支至胫腓关节。

（二）胫前返动脉（anterior tibial recurrent artery）

胫前动脉穿过骨间膜之后发出，向前上方行，穿过胫骨前肌，除发小支至附近诸肌和髌韧带外，并与膝下内、外侧动脉及膝降动脉吻合。

（三）外踝前动脉（lateral anterior malleolar artery）

分出后，向外经趾长伸肌腱与骨面之间至外踝，与跗外侧动脉和腓动脉穿支吻合。

（四）内踝前动脉（median anterior malleolar artery）

起始后，向内下方，经胫骨前肌和姆长伸肌腱的深侧至内踝，并与跗内侧动脉及足底内侧动脉吻合。

（五）肌支（muscular branch）

在胫前动脉经过途中，发小支至小腿伸肌群。

六、足背动脉（dorsal artery of foot）

足背动脉是胫前动脉的直接延续。胫前动脉至内、外踝连线中点的下方移行为足背动脉，向前下方经足背至第1跖骨间隙处即分为足底深支及第1跖背动脉二终支。

毗邻关系　足背动脉的上部位于伸肌下支持带及踝关节囊之间，向下经距骨、足舟骨和中间楔骨的上面，趾短伸肌的第一条肌腱的下面经过。足背动脉的内侧邻接姆长伸肌腱，其外侧为趾长伸肌的第一条肌腱和腓深神经。

分支：

（一）第一跖背动脉（first dorsal metatarsal artery）

是足背动脉的终支之一，在第1跖骨间隙的近侧端发出，沿第1骨间背侧肌表面前进，至第1节趾骨底处，分为3条趾背动脉，外侧支分布于第1~2趾相对缘，内侧支分布于姆趾的内侧缘。

（二）足底深动脉（deep plantar artery）

在第1跖骨间隙的近侧端发出，穿第1骨间背侧肌的两头间至足底，与足底外侧动脉吻合构成足底深弓。

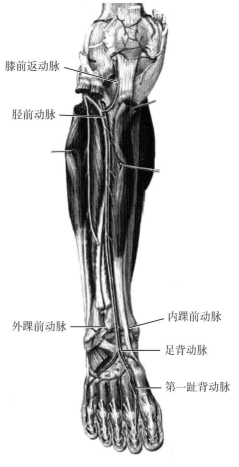

图 6-1-1-3　胫前动脉

（引自：Atlas of human anatomy. 2ed. Frank H. Netter（美）plate 485）

（乔海滨）

第二节　下肢动脉及其分支影像解剖

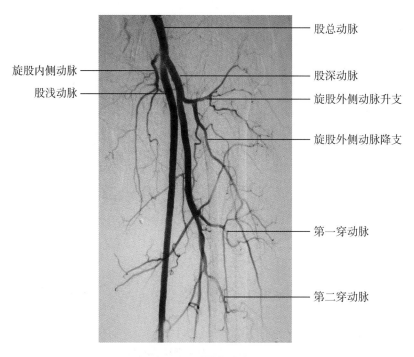

旋股内侧动脉——
股浅动脉——

——股总动脉
——股深动脉
——旋股外侧动脉升支
——旋股外侧动脉降支

——第一穿动脉

——第二穿动脉

图 6-1-2-1　左侧股总动脉

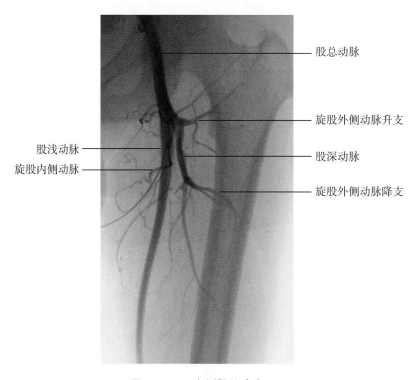

——股总动脉

——旋股外侧动脉升支

股浅动脉——
旋股内侧动脉——

——股深动脉

——旋股外侧动脉降支

图 6-1-2-2　左侧股总动脉

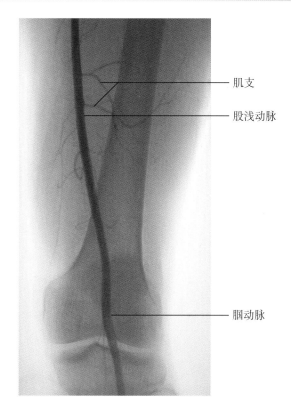

肌支

股浅动脉

腘动脉

图 6-1-2-3　左股浅动脉、腘动脉

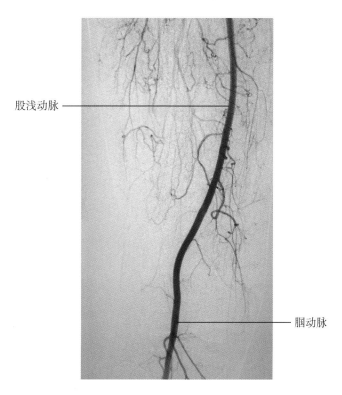

股浅动脉

腘动脉

图 6-1-2-4　右侧股浅动脉

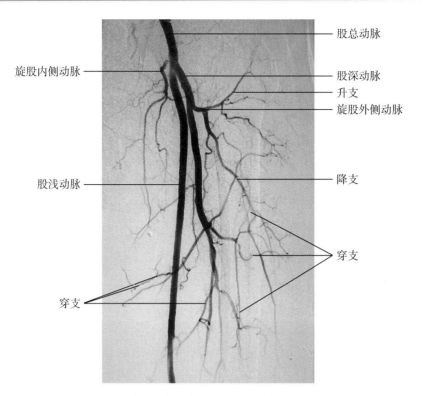

股总动脉

旋股内侧动脉

股深动脉

升支

旋股外侧动脉

股浅动脉

降支

穿支

穿支

图 6-1-2-5   左侧股深动脉及分支

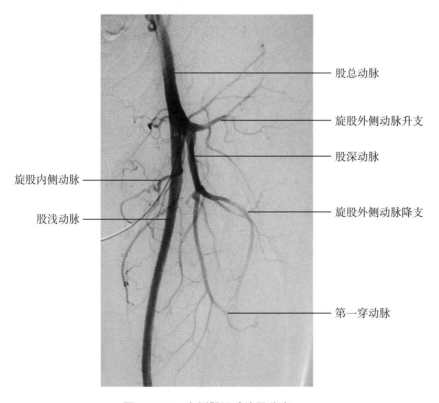

股总动脉

旋股外侧动脉升支

股深动脉

旋股内侧动脉

旋股外侧动脉降支

股浅动脉

第一穿动脉

图 6-1-2-6   左侧股深动脉及分支

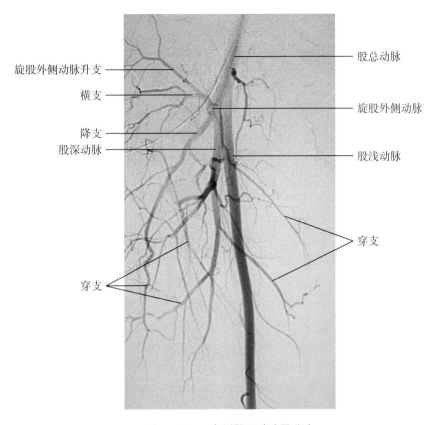

旋股外侧动脉升支

横支

降支

股深动脉

穿支

股总动脉

旋股外侧动脉

股浅动脉

穿支

图 6-1-2-7　右侧股深动脉及分支

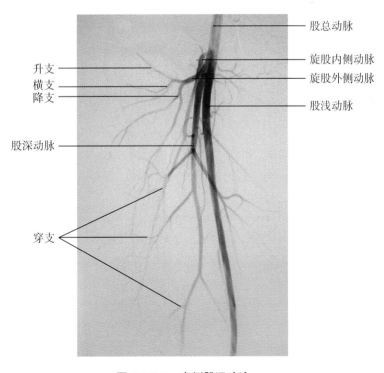

升支

横支

降支

股深动脉

穿支

股总动脉

旋股内侧动脉

旋股外侧动脉

股浅动脉

图 6-1-2-8　右侧股深动脉

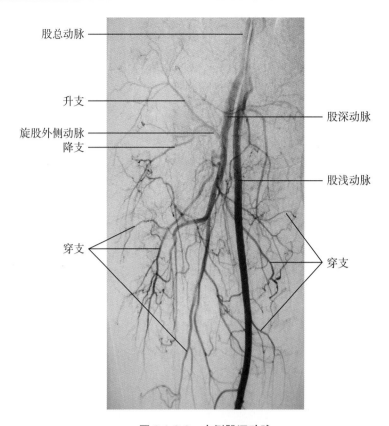

股总动脉

升支

旋股外侧动脉
降支

股深动脉

股浅动脉

穿支

穿支

图 6-1-2-9　右侧股深动脉

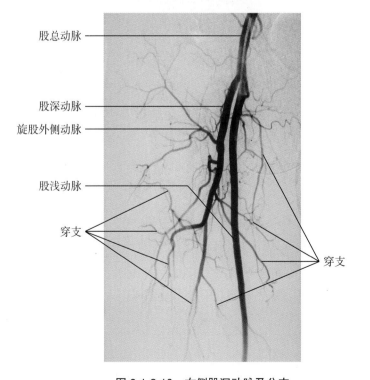

股总动脉

股深动脉

旋股外侧动脉

股浅动脉

穿支

穿支

图 6-1-2-10　右侧股深动脉及分支

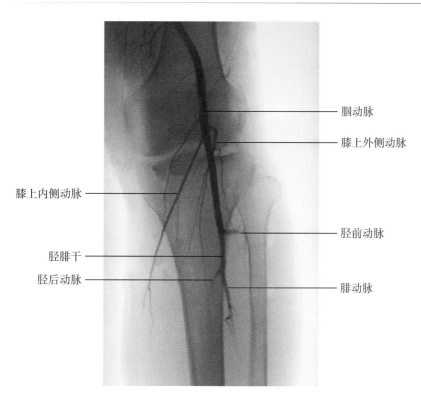

膕动脉

膝上外侧动脉

膝上内侧动脉

胫前动脉

胫腓干

胫后动脉

腓动脉

图 6-1-2-11 左侧膕动脉

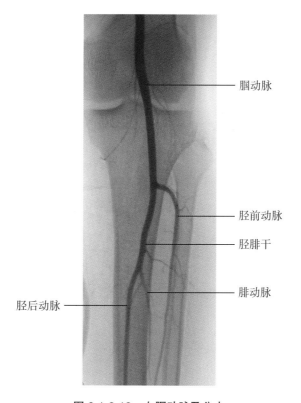

膕动脉

胫前动脉

胫腓干

腓动脉

胫后动脉

图 6-1-2-12 左膕动脉及分支

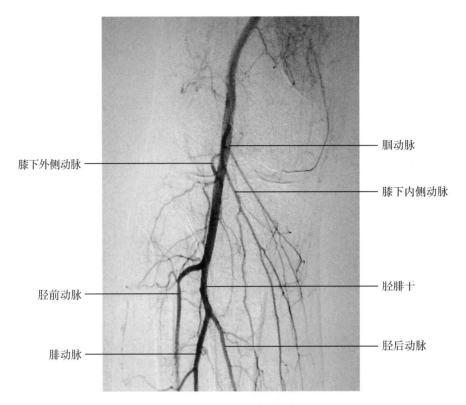

膝下外侧动脉 ——

胫前动脉 ——

腓动脉 ——

腘动脉

膝下内侧动脉

胫腓干

胫后动脉

图 6-1-2-13　右腘动脉

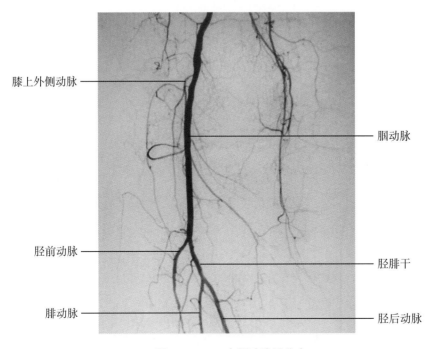

膝上外侧动脉 ——

胫前动脉 ——

腓动脉 ——

腘动脉

胫腓干

胫后动脉

图 6-1-2-14　右腘动脉及分支

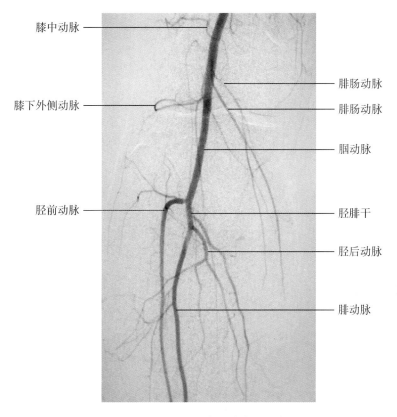

膝中动脉

腓肠动脉

膝下外侧动脉

腓肠动脉

胭动脉

胫前动脉

胫腓干

胫后动脉

腓动脉

图 6-1-2-15 右胭动脉及分支

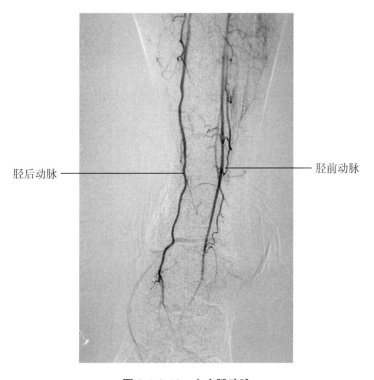

胫后动脉

胫前动脉

图 6-1-2-16 左小腿动脉

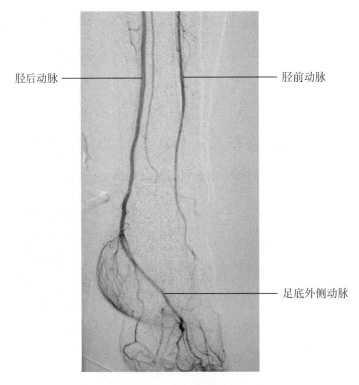

胫后动脉

胫前动脉

足底外侧动脉

图 6-1-2-17 左小腿动脉

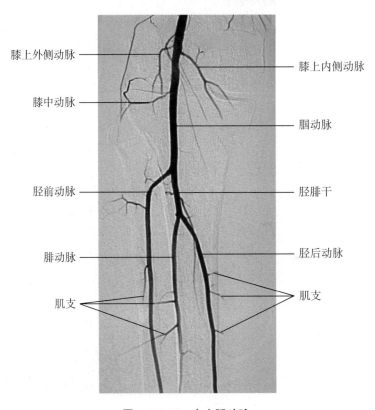

膝上外侧动脉

膝上内侧动脉

膝中动脉

腘动脉

胫前动脉

胫腓干

腓动脉

胫后动脉

肌支

肌支

图 6-1-2-18 右小腿动脉

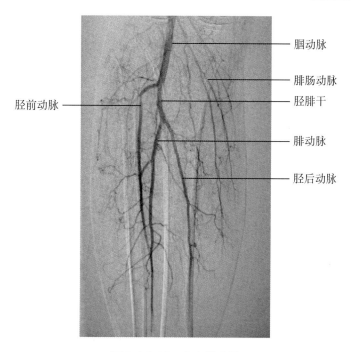

腘动脉

腓肠动脉

胫腓干

腓动脉

胫后动脉

胫前动脉

图 6-1-2-19 右小腿动脉

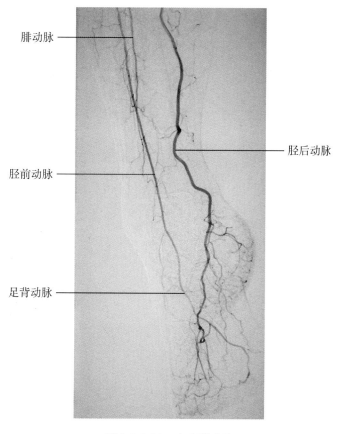

腓动脉

胫前动脉

胫后动脉

足背动脉

图 6-1-2-20 右小腿动脉

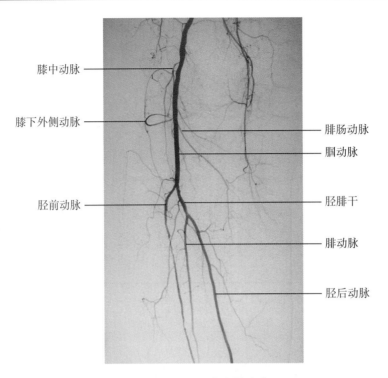

膝中动脉

膝下外侧动脉

胫前动脉

腓肠动脉

腘动脉

胫腓干

腓动脉

胫后动脉

图 6-1-2-21 右小腿动脉

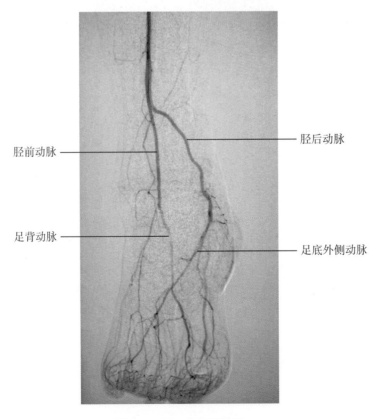

胫前动脉

胫后动脉

足背动脉

足底外侧动脉

图 6-1-2-22 右足动脉弓

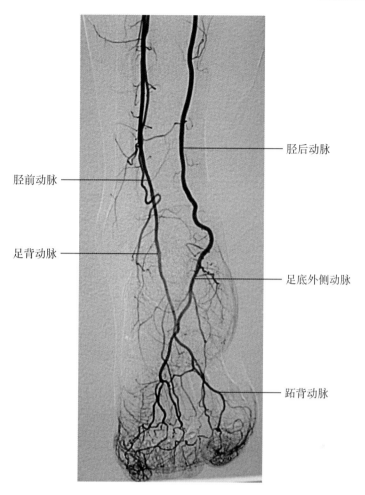

胫后动脉

胫前动脉

足背动脉

足底外侧动脉

跖背动脉

图 6-1-2-23　右足动脉弓

（谷涌泉　张　建　武　欣）

第二章

下 肢 静 脉

第一节　下肢静脉及其分支局部解剖

一、下肢静脉

下肢静脉分为深静脉和浅静脉,浅静脉位于浅筋膜中,有多数交通支穿过深筋膜,与深静脉相交通。深静脉的名称及属支均与其伴行动脉一致。下肢静脉的静脉瓣比上肢静脉为多,深静脉内的瓣膜又比浅静脉者稍多。

(一) 下肢的浅静脉(superficial veins of lower limb)

1. 足的浅静脉　在足背有趾背静脉及足背静脉弓。趾背静脉(dorsal digital veins)起自甲床的静脉丛,注入足背静脉弓(dorsal venous arch of foot)。此弓尚可接受小趾外侧趾背静脉、跗趾内侧趾背静脉以及足底来的小头间静脉。足背静脉弓是足背静脉网最发达的部分,横位于跖骨远侧端。静脉弓的内、外两端向后移行为内侧缘静脉(medial marginal vein)和外侧缘静脉(lateral marginal vein)分别与大隐静脉和小隐静脉相延续。内、外侧缘静脉与足背静脉弓之间有许多静脉支相连组成足背静脉网(dorsal venous rete of foot)。

2. 小腿及大腿的浅静脉　足背浅静脉的血液,经大隐静脉及小隐静脉回流。

(1) 小隐静脉(small saphenous vein):是足背静脉弓外侧缘静脉的延续,接受足背静脉弓及足跟的皮下静脉,与足底的深静脉吻合。小隐静脉自外踝后方上升,初在跟腱外侧,继而沿小腿背侧中线向上,至腘窝下部穿深筋膜,经腓肠肌的两头间,于膝关节平面以上注入腘静脉或同时有一细支连结大隐静脉或股深静脉。小隐静脉也可继续上升,在大腿下 1/3 以上注入大隐静脉、股深静脉或膝外上静脉。少数小隐静脉在膝横皱襞以下注入大隐静脉、腘静脉或腓静脉。

(2) 大隐静脉(great saphenous vein):为全身最大的浅静脉。起始足背静脉弓的内侧缘,并接受足底和足跟部的小静脉。在内踝前方,沿小腿内侧上升,在胫骨前缘后方与隐神经伴行,继续向上经胫骨和股骨内侧髁的后部,距股骨内上髁约 2cm,再沿大腿内侧上升,至腹股沟韧带下方约 3.4cm 处,穿过卵圆窝筛筋膜注入股静脉。

属支:在踝关节附近通过内侧缘静脉接受足底的静脉。在小腿与小隐静脉和某些深部静脉有多数交通支。在膝关节以下,大隐静脉一般收纳 3 条较大属支:一支来自内踝部,另一支来自小腿前面,第三支来自小腿外侧,向外后与小隐静脉相通。在股部接受以下属支:①腹壁浅静脉(superficial epigastric vein)引流腹壁下部的浅静脉血。②旋髂浅静脉(superficial circumflex iliac vein)收纳腹部下部和股上部、外侧部的浅静脉血。③阴部外静脉(external pudendal veins)引流阴囊部(或大阴唇)的浅静脉血,并以一支与阴茎背浅静脉相连。④股前皮静脉(anterior femoral cutaneus vein)自股下部前面的静脉网起始,向上经股三角尖端,在股上部注入大隐静脉。⑤股内侧静脉(median femoral vein)来自股内侧的浅静脉支。⑥股外侧静脉(lateral femoral vein)来自股外侧的浅静脉支。

(二)下肢深静脉

与同名动脉及其分支伴行,一般分为二支,位于动脉的两侧,并且两支间由小支相连。

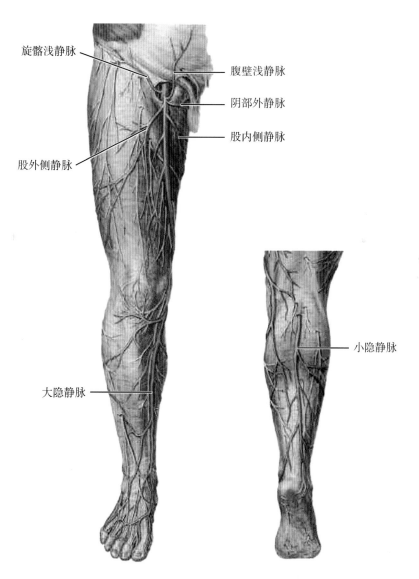

旋髂浅静脉

腹壁浅静脉

阴部外静脉

股内侧静脉

股外侧静脉

小隐静脉

大隐静脉

图 6-2-1-1 下肢浅静脉

(引自:Atlas of human anatomy. 2ed. Frank H. Netter(美)plate 508,509)

1. 足的深静脉　跖足底静脉（plantar metatarsal veins）有 4 支，与同名动脉伴行，接受来自趾跖侧的趾足底静脉（plantar digital veins）和跖骨头间静脉（intercapital veins）的血液，向后注入足底深部的足底深静脉弓（deep plantar venous arch）。此弓与足底动脉弓伴行。由静脉弓起始的足底内侧静脉（medial plantar veins）和足底外侧静脉（lateral plantar veins）除分别与大隐静脉和小隐静脉交通外，两者在内踝后方合成胫后静脉。

2. 小腿和大腿的深静脉

（1）胫后静脉（posterior tibial veins）：由足底内、外侧静脉合成后，至小腿与同名动脉伴行，沿途接受一些静脉属支，最大的一支是腓静脉。向上至腘肌下缘与胫前静脉汇合组成腘静脉。

（2）胫前静脉（anterior tibial veins）：起自足背静脉网，与胫前动脉伴行，经过小腿时，接受胫前静脉。胫前静脉至骨间膜上部穿至后面，在腘肌下缘处与胫后静脉结合形成腘静脉。

（3）腘静脉（popliteal vein）：由胫前、后静脉合成后上升至腘窝下部，居于腘动脉的后外侧及胫神经的前内侧，继续向上至股部中下 1/3 交界处，穿过内收肌管的腱裂孔移行于股静脉。

（4）股静脉（femoral vein）：由腘静脉向上延续而成。自内收肌管的腱裂孔起始向上至腹股沟韧带下缘处移行于髂外静脉，全程与股动脉相伴。当股静脉经过内收肌管时，位于同名动脉的后外侧；至股三角尖端处静脉位于动脉的后方；继续向上股静脉则位于股动脉的内侧。股静脉内有瓣膜。

属支：有浅静脉及深静脉两种。

浅静脉：除大隐静脉外，腹壁浅静脉、旋髂浅静脉以及阴部外静脉等亦可汇入股静脉。

深静脉：主要有股静脉以及旋股内侧静脉和旋股外侧静脉。①股深静脉（deep femoral vein）：由伴随穿动脉的穿静脉汇集而成，位于股深动脉的前方，于腹股沟韧带下方注入股静脉。②旋股内侧静脉（medial circumflex femoral veins）和旋股外侧静脉（Lateral circumflex femoral veins）均与同名动脉伴行，二者有广泛的吻合，并与膝关节和臀部的静脉吻合，注入股静脉或股深静脉。

（乔海滨）

第二节　下肢静脉及其分支影像解剖

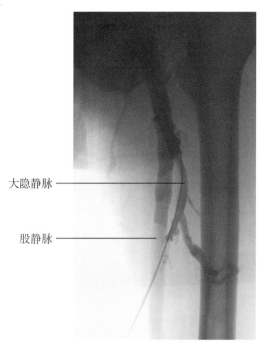

大隐静脉 ————

股静脉 ————

图 6-2-2-1　隐股静脉

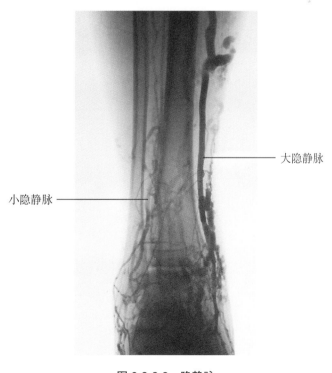

———— 大隐静脉

小隐静脉 ————

图 6-2-2-2　隐静脉

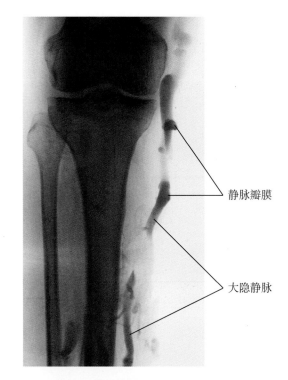

静脉瓣膜

大隐静脉

图 6-2-2-3　大隐静脉

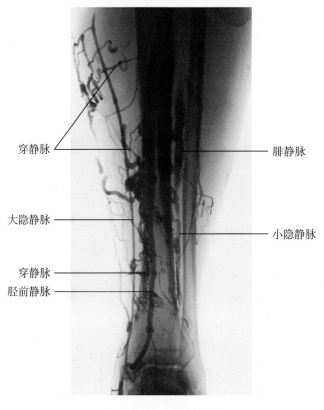

穿静脉

腓静脉

大隐静脉

小隐静脉

穿静脉

胫前静脉

图 6-2-2-4　下肢浅静脉

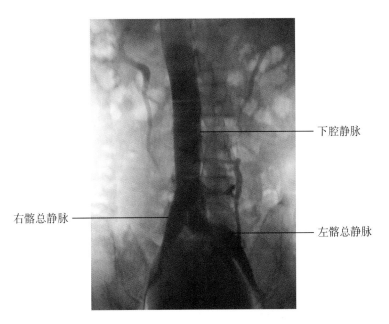

图 6-2-2-5　下腔静脉和髂静脉

下腔静脉

右髂总静脉

左髂总静脉

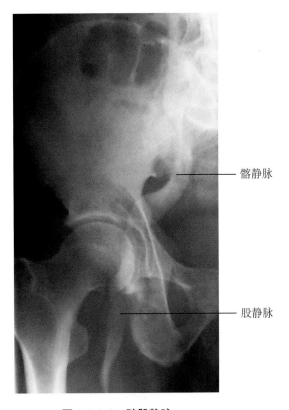

图 6-2-2-6　髂股静脉

髂静脉

股静脉

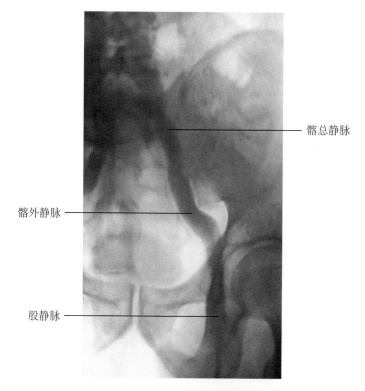

髂总静脉

髂外静脉

股静脉

图 6-2-2-7　左髂股静脉

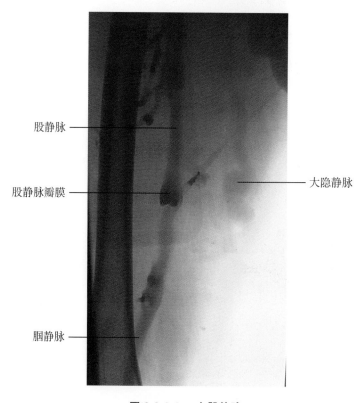

股静脉

股静脉瓣膜

大隐静脉

腘静脉

图 6-2-2-8　左股静脉

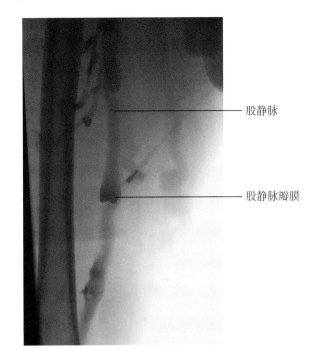

股静脉

股静脉瓣膜

图 6-2-2-9 右股静脉

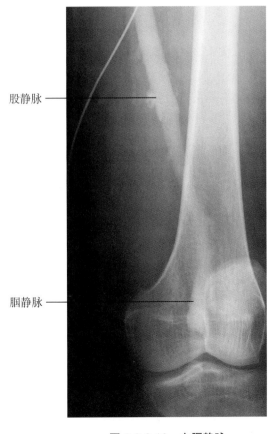

股静脉

腘静脉

图 6-2-2-10 左腘静脉

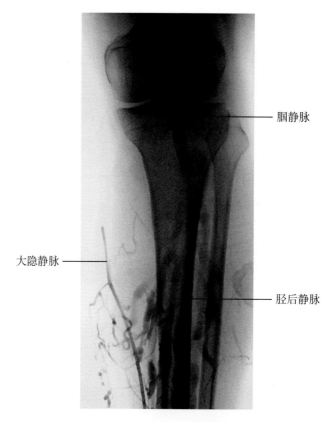

图 6-2-2-11   左腘静脉

（郭连瑞   谷涌泉   崔世军）